SINTONIA DE mãe

Como estabelecer uma conexão única com o seu filho através da amamentação

---

MEDITAÇÃO PARA DESCANSAR 4 HORAS EM 1 MINUTO!
Acesse esse e outros bônus na página especial do livro:
www.sintoniademae.com.br/livro

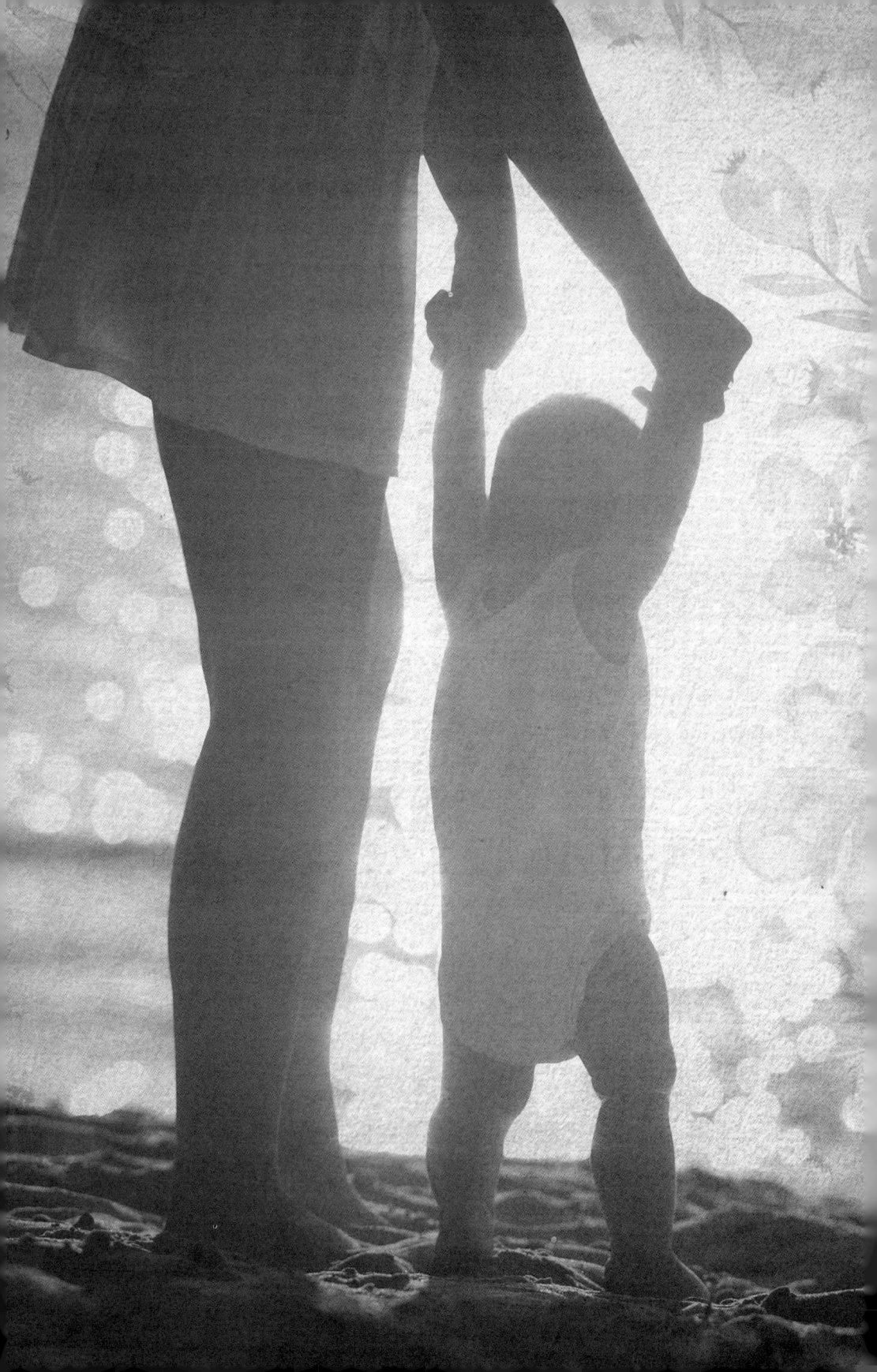

ANDRESSA BORTOLASSO

SINTONIA DE mãe

Como estabelecer uma conexão única com o seu filho através da amamentação

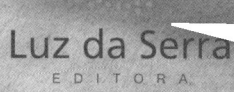

Nova Petrópolis/RS - 2018

Capa: Marina Avila
Edição: Luana Paula de Aquino
Ilustrações: Leonardo Dolfini

Dados Internacionais de Catalogação na Publicação (CIP)

B739s   Bortolasso, Andressa.
             Sintonia de Mãe: como estabelecer uma conexão única com o seu filho através da amamentação / Andressa Bortolasso. – Nova Petrópolis : Luz da Serra, 2018.
             320 p. : il. ; 23 cm.

             ISBN 978-85-64463-64-6

             1. Saúde. 2. Maternidade. 3. Amamentação. 4. Autoajuda. 5. Mães e filhos. 6. Nutrição infantil. 7. Autoconhecimento. 8. Intuição. 9. Desenvolvimento pessoal. I. Título.

                                                       CDU 613.953
                                                       CDD 649.3

Índice para catálogo sistemático:
1. Saúde   614
2. Maternidade : Amamentação   613.953
2. Autoajuda   159.947

(Bibliotecária responsável: Sabrina Leal Araujo – CRB10/1507)

Todos os direitos reservados. Nenhuma parte desta obra pode ser reproduzida ou transmitida por qualquer forma e/ou quaisquer meios (eletrônico ou mecânico, incluindo fotocópia e gravação) ou arquivada em qualquer sistema ou banco de dados sem permissão escrita da Editora.

Luz da Serra Editora Ltda.
Avenida 15 de Novembro, 785
Bairro Centro
Nova Petrópolis/RS
CEP 95150-000
editora@luzdaserra.com.br
www.luzdaserra.com.br
www.luzdaserraeditora.com.br
Fones: (54) 3281-4399 / (54) 99113-7657

Dedicatória

Para meus filhos, Felipe e Pedro.

Foi por causa de vocês que eu cheguei até aqui.

Foram vocês que me deram a clareza do que é esse método, de como aplicá-lo, e que me permitiram levar essa ideia de transformação a muitas mães.

Sem vocês, nada disso seria possível.

Eu sou muito feliz e grata por ser mãe de vocês.

Agradecimentos

Ao Grande Criador, pela vida e por ter me revelado o meu propósito.

Ao meu marido, Carlos, pela compreensão, amorosidade e companheirismo. Por acreditar em mim e me motivar. Por estar comigo em todos os momentos, nas gravações de vídeos e formação de conteúdos na madrugada, nas edições, e por me acompanhar em cada aula on-line. Por ceder sua energia masculina para essa causa "aparentemente" feminina. Sem ele o Sintonia de Mãe não existiria.

Aos meus amados filhos, Felipe e Pedro, por me escolherem para ser a mãe deles. E por me permitir experimentar, vivenciar e sentir a amamentação.

Ao meu sobrinho Henrique que me ensina sobre amamentação todos os dias.

Para meus queridos pais, Luiz e Ivany, e irmãos, Magele e Karam, pelo exemplo de vida e de família. Deles recebi muitos presentes: afeto, força, respeito, perseverança, dedicação e especialmente coragem.

Aos meus estimados professores, que me guiaram por esse caminho, Dra. Gabriela D. de Carvalho (*in memoriam*), Dr. Marcus Renato de Carvalho, Dra. Keiko M. Teruya, Dra. Lylian Dalete, grandes nomes do Aleitamento Materno no Brasil.

Gratidão à Prof.ª Damares T. Biazin, às minhas queridas e amadas colegas Ana Cristina C. Santiago, Andreia Stankiewicz, Aline Reinhold, Aparecida Rosana T. Silveira,

Caroline de M. Bueno, Cristiane C. dos Santos, Cristiane M. Pereira, Cynthia P. C. Borba, Doralice de S. Sumida, Edna M. O. F. Yokosawa, Fabíola Cassab, Fabíola P. Barbosa, Fani Matsuzaki, Fernanda M. F. Lima, Joice H. Nabarro, Karina Falsarella dos Santos, Lady da S. Freitas, Lívia M. P. de S. Minatel, Manolla Goularte, Maria Angélica P. de Oliveira, Neuza Fogaça, Patricia B. B. Moreno, Regina Pini, Rute M. Merlos, Sandra Abreu Silva, Valéria Silva, que são enfermeiras, fonoaudiólogas, dentistas, nutricionistas, psicólogas, advogada, pediatra, apaixonadas por maternidade, assim como eu, e compõem a primeira Turma de Especialistas em Aleitamento Materno do Brasil pela Unifil, a qual tenho orgulho de fazer parte.

Eterna gratidão aos queridos amigos Bruno J. Gimenes, Patrícia Candido e Paulo Henrique Trott Pereira, pelo acolhimento. Aos meus amigos do Mentes de Alta Performance (MAP), ao Daniel Camargo, pelo incentivo e profissionalismo, e a toda equipe da Luz da Serra que tornou esta publicação possível.

Quero agradecer a cada mãe que, em seu momento de maior angústia, confiou em meu trabalho. Gratidão a cada aluna dos cursos on-line, por abrirem a porta de suas casas para me receber através dos vídeos, textos, aulas ao vivo. Saber que a amamentação foi um sonho possível para vocês enche o meu coração de alegria e me dá garra para seguir adiante.

A você, querida leitora (ou leitor), que a energia de amor presente neste livro consiga invadir o seu coração, trazendo-lhe para este exército de pessoas que acreditam que a amamentação pode transformar o mundo.

Sumário

CARTA DA AUTORA 15

APRESENTAÇÃO 17

Parte 1 – A Preparação

1. PONTO DE PARTIDA 27
Alta Performance Materna 28
Triângulo da Alta Performance Materna 30
Os três níveis do desenvolvimento materno 31
    Nível 1 – Mãe infantilizada 32
    Nível 2 – Mãe imatura 34
    Nível 3 – Mãe sintonizada 35

2. REDE DE APOIO 39
Por que você precisa de uma rede de apoio? 40
Reorganização familiar 43
Quem faz parte da rede de apoio? 48
O que eu quero? Um momento de reflexão 52
Como lidar com a sua rede de apoio? 54
Técnica de Comunicação "Eu Sinto" 76

3. O NASCIMENTO 79
O mundo atual 80
Amor se aprende! 81
Maternidade é instinto 83

Gestação: plenitude e insegurança 84
Parto: o momento tão esperado do nascimento 87
Parto normal ou cesárea? 90
Na hora certa: a importância do trabalho de parto......... 92
Amamentação na primeira hora 93
Por que a amamentação
na primeira hora é tão importante? 96
Teoria da Extero-Gestação:
o quarto trimestre 97

Parte 2 – Amamentação

4. AMAMENTAÇÃO E CONTEXTO HISTÓRICO 107
Como desaprendemos a amamentar? 109

5. POR QUE AMAMENTAR? 121
Vantagens para o bebê 123
Vantagens para a mãe 129
Vantagens para a família 132
As vantagens para o mundo 133
A alimentação do bebê 133

6. TÉCNICAS DE AMAMENTAÇÃO 137
O preparo da mama durante a gestação 138
Preparando um lugar especial para amamentar 143
Posições para a mamada 148
Tipos de bico 156
A pega correta 158

A pega errada 161

Como corrigir a pega 165

A pega errada oculta 166

Como iniciar e finalizar a mamada:
passo a passo para amamentar 167

Como estimular o bebê
a fazer a pega correta 173

Posições para o bebê arrotar 177

O tempo e a frequência das mamadas 181

Mitos e erros: perguntas mais frequentes 184

7. O COMPLEMENTO E OS BICOS ARTIFICIAIS 189

A cultura da mamadeira e da chupeta:
abordagem histórica 190

A fisiologia do bebê 192

Problemas causados pelos bicos artificiais 199

Por que acabamos dando a chupeta? 206

Não dar a chupeta: uma escolha 210

Como acalmar o bebê sem chupeta? 211

Desafio "Se vira nos 30":
30 dias sem chupeta 218

O bico de silicone 219

O que avaliar antes de dar
complemento para o seu bebê 222

Por que evitar o complemento
com leite artificial? 226

Como usar o complemento
da melhor forma possível 227
Ordenha manual 227
Técnica do copinho 229
Técnica de relactação,
translactação e lactação adotiva 233

8. COMO SOLUCIONAR PROBLEMAS
COM A AMAMENTAÇÃO 237
Por que alguns bebês choram no peito? 239
Falta de leite real 249
Pouco leite 251
Como está a sua produção de leite? 255

9. ESTIMULANDO A PRODUÇÃO DO LEITE 257
A fantástica fábrica de leite 258
Um leite para cada necessidade 262
O que mais é preciso fazer para ter bastante leite? 269

10. SEM COMPLEMENTO:
VOLTANDO AO ALEITAMENTO EXCLUSIVO 271
Alguns cuidados durante o processo 273

11. O DESMAME 277
Tipos de desmame 279
Sinais de que o bebê está preparado para o desmame 283
Por que eu quero desmamar? 285

Parte 3 – Muito Além da Amamentação

12. A SINTONIA 289
O que é a integração? 292
Praticando a integração 299
Sugestões de práticas 301
   EIXO FÍSICO 301
      Pilar 1: Movimento 301
         Bolinha de tênis 302
         Dança materna 302
         Passeio de carrinho 303
         Banho reparador 303
         Respiração 3 x 3 303
         Postura fetal 303
      Pilar 2: Nutrição 304
         Alimentação consciente 304
      Pilar 3: Sono 305
         Durma sempre que o bebê dormir 306
         Crie rituais simples 306
         Faça a meditação para
         descansar 4 horas em 1 minuto 306
   EIXO EMOCIONAL 307
      Transmutação das emoções 307
      Construção da rede de apoio 307
      Concentre-se no presente 307

    Outras perspectivas 308

Eixo Conhecimento 308
    Faça um curso 308
    Tenha uma agenda ou bloco de notas 309
    Leia um livro 309

Eixo Relacional 309
    Cuidado para não se perder de si 310
    Mãe x filha 310
    Procure sua tribo 310

Eixo Transcendental 311
    Conexão com algo maior 311
    Oração da mamãe 312
    Meditação 312
    Contribuir com alguma causa 313
    Música 313
    Conexão de Quatro Etapas 313

Cross Training 314

CONSIDERAÇÕES FINAIS 317

Carta da autora

Olá! Eu sou Andressa Bortolasso, Odontopediatra Especialista em Aleitamento Materno, Consultora do Sono Materno-Infantil e Educadora Perinatal. Mas, acima de tudo isso e de qualquer título, eu sou mãe do Felipe e do Pedro.

Estou muito feliz que você tenha decidido ler este livro, porque isso prova que, assim como eu, você também acredita que existe uma sintonia, uma verdadeira conexão entre mãe e bebê! E essa sintonia é fundamental para criarmos um mundo melhor.

Como é recompensador ver um trabalho de tantos anos se expandir e ganhar o mundo, levando informações a um número cada vez maior de mães!

O método que vou apresentar para você aqui é o resultado de um trabalho de formiguinha, construído ao longo de vários anos e com base em muito estudo e muita prática de atendimento. Antes de começarmos, porém, é muito importante ressaltar que este programa foi formulado partindo-se do princípio de que seu bebê é saudável e tem um desenvolvimento esperado para sua faixa etária.

É muito importante que você converse sempre com o seu pediatra. As informações que você vai receber aqui facilitarão muito essa comunicação. Com elas, você vai se sentir mais segura para tomar decisões quando as dificuldades surgirem e para conversar abertamente com o médico sobre isso, expor quais são as suas vontades e desejos, possibilitando assim que ele a ajude a saber o que é melhor para o seu filho. Lembre-se: só o médico pode examinar seu filho clinicamente, então a conversa franca com ele é essencial.

No mais, quero lhe dizer que sou muito comprometida com este trabalho e quero pedir que você também se comprometa, para que, juntas, possamos realmente transformar seus primeiros momentos como mãe e fazer uma grande diferença na vida do seu filho.

Vem comigo nesta jornada?

Um beijo,

Andressa

Apresentação

TALVEZ VOCÊ ESTEJA INTRIGADA, PERGUNTANDO-SE: Como uma dentista se torna consultora de amamentação e integração entre mãe e bebê? Bem, eu sempre adorei crianças, então, assim que me formei, comecei a trabalhar com elas. Eu recebia as crianças no meu consultório para fazer a avaliação e em pouco tempo percebi que uma porcentagem muito grande dos meus pacientes tinha algum tipo de problema no desenvolvimento facial.

Em decorrência disso, eles acabavam apresentando problemas respiratórios. Ora, a respiração é essencial para nos mantermos vivos! Logo, quem não respira bem não tem uma boa qualidade de vida.

O que eu fiz para tentar encontrar uma solução para ajudar essas crianças foi buscar a origem do problema e, para minha surpresa, descobri que tinha a ver com a falta de amamentação. Nos primeiros anos de vida, quando a criança mama, ela está fazendo um exercício muscular que é fundamental para o crescimento harmônico e perfeito dos ossos e músculos faciais e da dentição, proporcionando assim o bom desempenho das funções orais como sucção, deglutição, respiração, fala e mastigação.

Eu fiquei muito impressionada quando, durante a entrevista de anamnese, ao serem perguntadas sobre o tempo que amamentaram seus filhos, diversas mães disseram que não tinham conseguido amamentar. Os motivos alegados eram diversos: não teve leite, a criança não pegou o bico, não ganhava peso, etc.

Eu comecei a ver que havia algum fator de dificuldade na amamentação, mas não entendia o porquê. Na minha cabeça jovem e inexperiente (eu ainda não tinha filhos), isso era completamente inconcebível. Afinal, amamentar é um ato natural e instintivo, não? É só pôr a criança no peito e pronto.

Não, não é! Resolvi estudar profundamente o aleitamento materno para entender a real dificuldade dessas mães e descobrir como ajudá-las. Depois de esgotar esse assunto na Odontologia, fui procurar em outras áreas as respostas para minhas perguntas.

A dor de muitas mães

Houve uma época em que eu trabalhava formando líderes da Pastoral da Criança. Um dia, uma dessas líderes me pediu ajuda em uma situação específica: uma mãe que estava muito nervosa por conta da dificuldade de amamentar.

Eu achei que essa seria uma oportunidade maravilhosa de pôr em prática tudo o que eu vinha estudando na teoria. Na verdade, foi muito mais do que uma simples oportunidade.

Fui até a casa dessa mulher e, ao chegar lá, a encontrei sentada com sua filha no peito. Seria uma cena comum, não fosse um detalhe: a mãe tinha um pano na boca, uma espécie de fraldinha, e mordia com muita força. Quando me aproximei, entendi. Seu peito estava sangrando! Ela devia estar sentindo muita, muita dor, e mesmo assim continuava amamentando sua filha.

Naquele momento ficou muito claro para mim que as dificuldades e as dores das mães que não amamentam são reais. Ao ver aquela mulher chorando para amamentar a sua filha, todas as mães das crianças que eu tinha avaliado no consultório vieram à minha cabeça. Quantas delas não tinham passado por essa mesma situação? Então prometi a mim mesma que nunca mais ia deixar outra mulher que estivesse ao meu alcance passar por aquilo.

Hoje considero que essa cena foi meu ponto de partida, foi quando descobri que essa era a minha missão e que eu precisava fazer alguma coisa para ajudar essas mulheres.

Comecei a prestar consultoria de amamentação a domicílio e desenvolvi um curso no qual passava técnicas para cuidar do bebê, desde o aleitamento – como tirar o leite, como preparar o seio para a amamentação, a pega correta, posições... – até a melhor forma de dar banho, como trocar fralda, etc. A ideia era que as mães saíssem da aula sabendo toda a parte técnica.

Qual não foi minha surpresa ao perceber que, ainda assim, mesmo depois das minhas aulas, algumas ainda tinham dificuldade?

Claro que havia mães que conseguiam executar tudo sem problemas. Mas outras continuavam com dificuldades e não foram poucas as vezes que ouvi a frase: "Na teoria é uma coisa, na prática é outra".

Isso realmente me intrigava! Eu precisava entender o que estava acontecendo. Por que não dava certo para todas? Onde estava o erro? Em busca de respostas, comecei a questionar e a observar profundamente as famílias que acompanhava. Eu anotava tudo! E adorava fazer isso, observar a relação dessa nova mãe com ela mesma, com o bebê, com o marido e com sua própria mãe.

Mas a verdade é que só fui entender mesmo depois que me tornei mãe. Com a chegada do meu primeiro filho, eu pude vivenciar todos os sentimentos que vinham no pacote da maternidade. Ele foi um bebê muito esperado e desejado.

Posso dizer com toda certeza que o nascimento do Felipe foi um dos melhores momentos da minha vida. A amamentação foi ótima, os primeiros dias com ele em casa foram mágicos. Parecia que estávamos em perfeita sintonia! Eureca!!! A *sintonia*! Era essa a resposta que eu procurava.

O nascimento do método

A SITUAÇÃO ERA A SEGUINTE: eu achava tudo na maternidade maravilhoso, mas minha experiência era um grande contraste com os relatos das mães que eu atendia. Algumas até diziam que aqueles primeiros dias tinham sido os piores de suas vidas e que só de lembrar se arrepiavam.

Para mim, a única diferença estava na forte fusão energética que eu sentia com meu filho. Então, fui atrás, queria entender isso melhor.

Antes de ser mãe, eu achava que essa fusão se dava por meio da amamentação, mas depois percebi que ela vai muito além disso. Na verdade, é só através dessa fusão que a amamentação se torna possível, como se fosse apenas a sua manifestação no plano físico.

Voltei ao estágio inicial de pesquisar na literatura e observar na prática. Em meus atendimentos domiciliares, na maioria das vezes, encontrava mães nervosas, desequilibradas emocionalmente, desesperadas, querendo que alguém lhes apresentasse uma solução.

Mas a solução já está dentro de nós! Nós sabemos as respostas, desde que estejamos conectadas com a maternidade. Intuição materna existe, sim! Nós é que nos esquecemos de como acessá-la!

Então, eu precisava encontrar uma forma de fazer com que essas mulheres acessassem a intuição delas.

A partir daí, eu comecei a observar o que eu e outras mães que também sentiam essa sintonia estávamos fazendo. Eu também percebi que alguns pontos se cruzavam. Depois de muito trabalho, estudo e pesquisa, listei tudo, organizei e transformei minha experiência em um método que não podia ter outro nome que não fosse *Sintonia de Mãe*.

O passo seguinte foi começar a testar o método com outras mães e, cada uma a seu modo, no seu tempo, foi tendo sucesso. Eu percebia que essas mulheres estavam muito mais felizes e conectadas com seus bebês. Dificuldades ainda existiam – sempre existirão –, mas as mães conseguiam lidar melhor com elas, sem permitir que a situação chegasse a se tornar crítica. À medida que os probleminhas iam acontecendo, as próprias mães já encontravam as soluções.

Elas já não se sentiam tão esgotadas, o que muitas vezes é normal nos primeiros dias, por causa da privação do sono, do desgaste e das preocupações. As mães que participavam do programa ficavam mais sintonizadas e se sentiam muito melhores, com mais energia e disposição para cuidar dos bebês.

Finalmente eu tinha acertado a mão!

Antes do *Sintonia de Mãe*, os meus cursos presenciais apenas ensinavam a parte técnica e eram muito voltados para a criança e suas necessidades básicas. Do que a criança precisa? Contato corporal, alimentação adequada que é fornecida na amamentação, hidratação e respeito com seus ritmos de sono e vigília. Claro que tudo isso é importante e ajudava; era muito melhor do que não ter conhecimento nenhum.

Mas a grande transformação aconteceu mesmo quando desviei um pouquinho o meu olhar do bebê para a mãe. Eu percebi que existem outros aspectos que a mulher precisa preparar para a gestação. Eu compreendi que nós precisamos estar inteiras e equilibradas para cuidar de nossos filhos.

Eu comecei a observar os aspectos integrais da mãe, que envolvem o equilíbrio físico, mental, emocional e espiritual dela. Os resultados foram incríveis, porque, quando a mãe está bem, o bebê fica muito bem também.

Até hoje, o programa *Sintonia de Mãe* já ajudou centenas de mulheres a se integrarem perfeitamente com seus bebês. E agora, com este livro, o objetivo é propagar ainda mais esta mensagem, porque a minha vontade de fazer um mundo bem melhor é enorme!

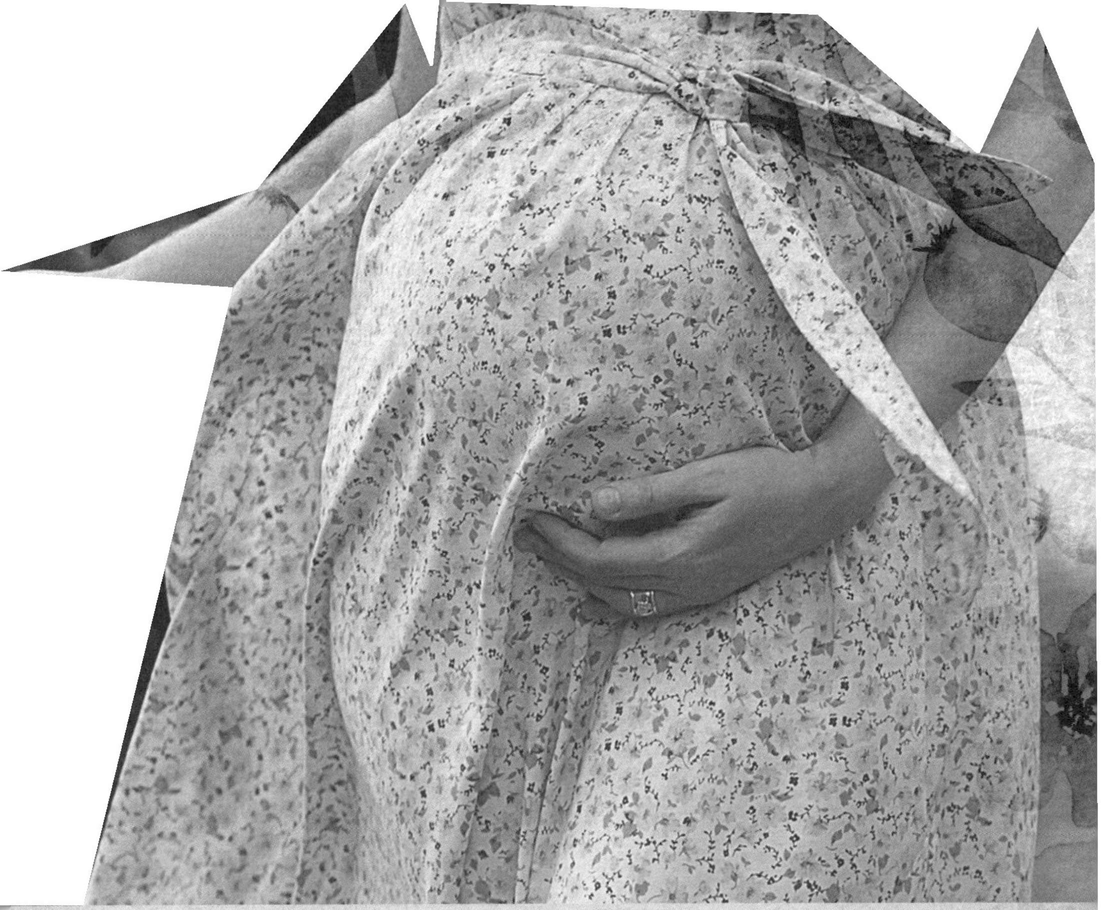

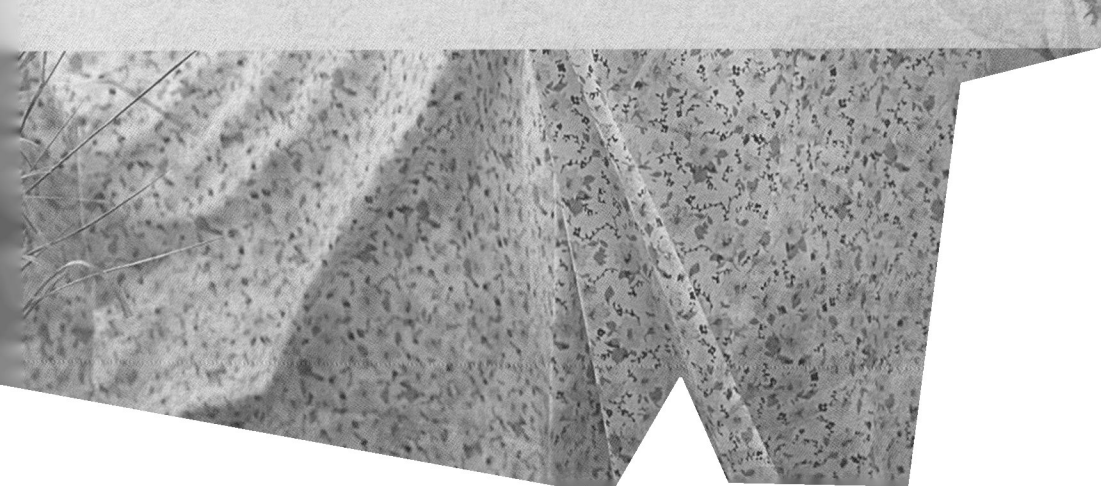

PARTE 1
A preparação

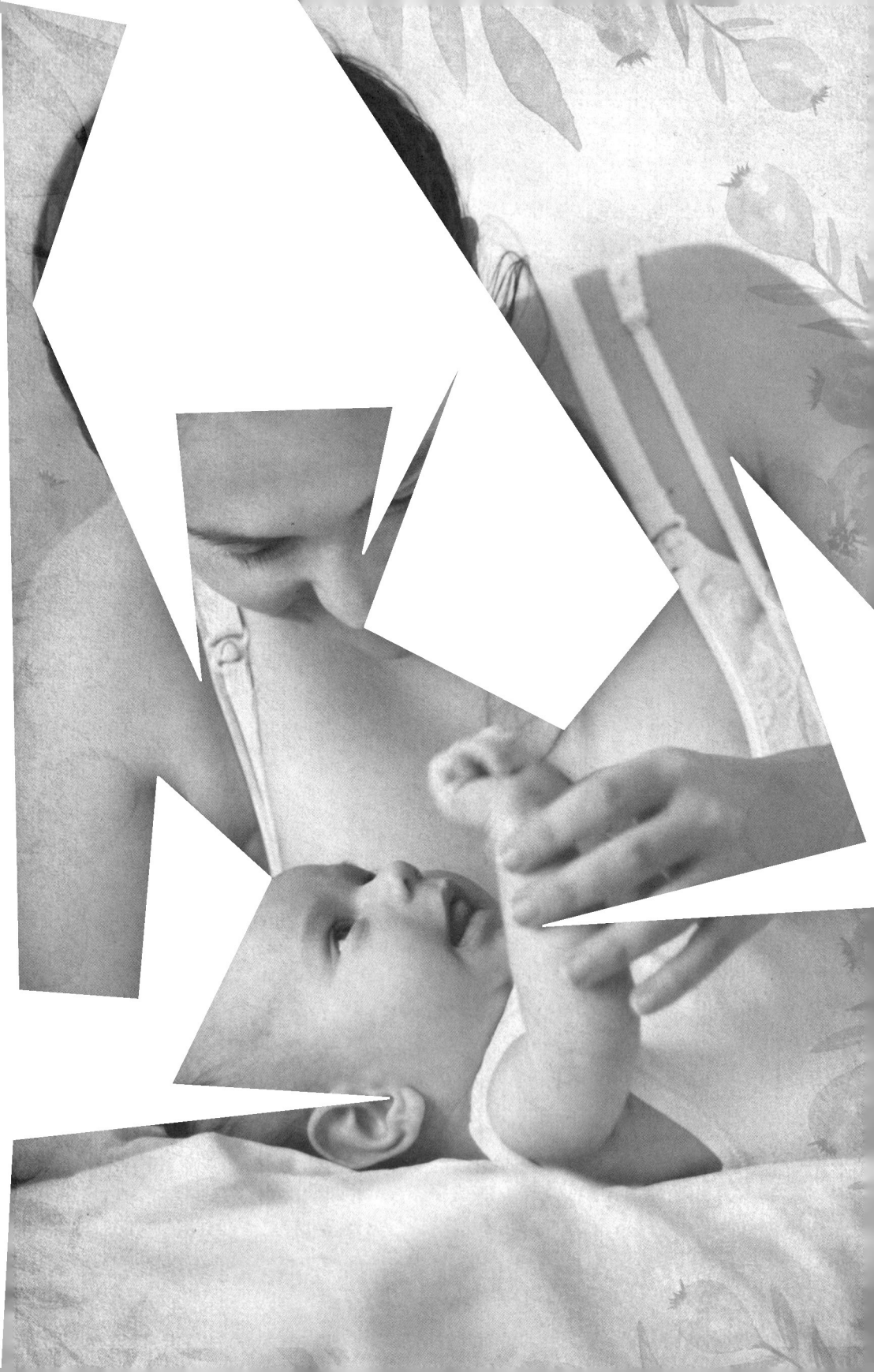

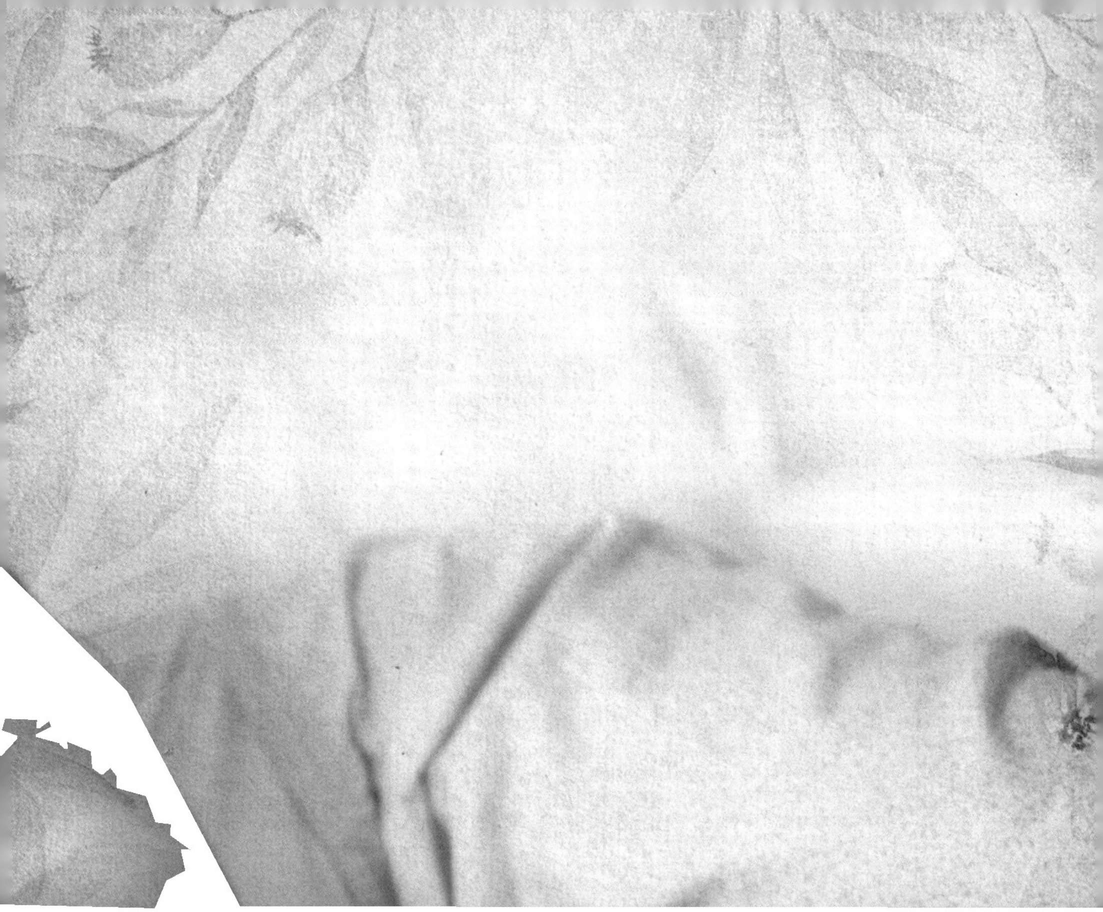

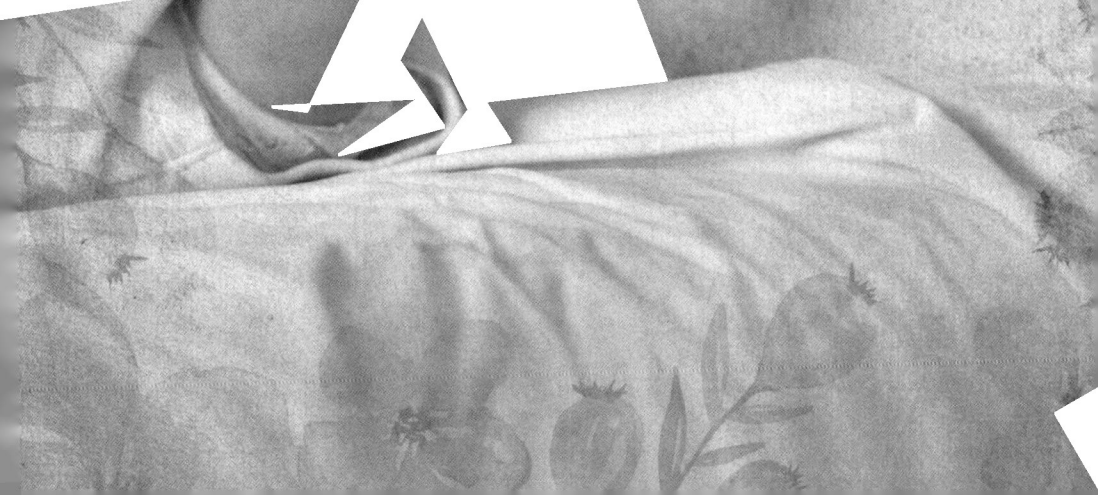

Alta Performance Materna

Talvez você fique chocada com o que vou dizer agora, mas é verdade: a integração entre mãe e bebê precisa ser planejada e treinada. Algumas mulheres conseguem fazer isso de uma forma meio inconsciente, porque estão bastante conectadas com sua intuição. Mas a grande maioria das mães ainda precisa tomar consciência disso – e é o que você está fazendo agora!

Para atingir alta performance em qualquer esporte ou atividade, é preciso treinar. Por que com a maternidade seria diferente? Para chegar a esse método, eu listei tudo o que eu e outras mães fazíamos com nossos filhos e dividi em quatro módulos:

- Físico
- Emocional
- Mental
- Espiritual

Quando a mãe consegue equilibrar esses quatro pilares, ela fica muito bem e entra em sintonia com seu bebê. Ela consegue acessar dentro de si a sua intuição, aquele sentimento que sussurra em seu ouvido: "vai por aí que vai dar certo."

Eu costumo brincar que as mães, quando se descobrem grávidas, têm nove meses para se tornarem pessoas melhores. Bem, talvez você já não tenha mais esse tempo todo, porque sua gravidez já pode estar no fim ou o seu bebezinho já pode até ter nascido. A verdade é que não faz diferença. Porque nosso propósito de nos tornarmos melhores vai durar para sempre agora. Nossos filhos ainda precisarão muito de nós, por muito tempo. Eles chegam sem conhecer nada e é função das mães apresentar o mundo todo para eles, pedacinho por pedacinho.

E, para fazermos isso, precisamos estar bem. Como vamos criar um filho equilibrado emocionalmente se estamos desequilibradas? Como teremos um pós-parto tranquilo se a última coisa que nos sentimos é tranquilas? Não há como fazer isso senão por meio dessa integração.

Outra questão muito importante é o tempo. Logo que o bebê nasce, a mãe tem todo o tempo do mundo para ele – muitas vezes um horário até prolongado, por todas as horas que passa acordada. Mas, em muitos casos, esse não é um tempo de qualidade. E, quando menos se espera, a licença-maternidade chega ao fim e já é hora de voltar ao trabalho (eu sempre trabalhei fora e essa é a realidade da grande maioria das mães hoje em dia). O tempo disponível para o bebê fica ainda menor. Em função disso, é fundamental a qualidade desse período.

E como melhorar a qualidade desse tempo em que vocês estão juntos? Por meio da alta performance. Para entender melhor, observe a seguinte imagem:

Triângulo da Alta Performance Materna

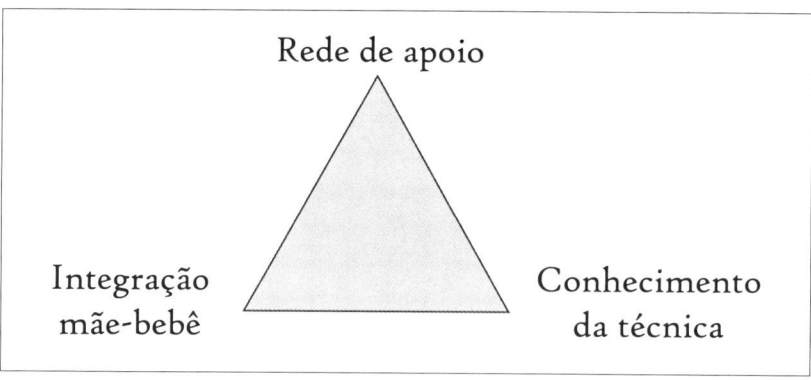

Por meio da imagem você pode entender que, para atingir a integralidade como mãe, você precisa muito mais do que conhecer a técnica de como amamentar ou dar banho no bebê. Você precisa se sintonizar com ele e também contar com uma rede de apoio.

Nós vamos tratar de cada uma dessas pontas do triângulo ao longo deste livro. Vamos começar conhecendo a rede de apoio e sua importância para você não desabar com o cansaço e as alterações hormonais do pós-parto. Eu vou lhe passar muito conhecimento técnico, especialmente sobre amamentação.

E, claro, vamos falar da integração entre você e seu filho, assunto que fecha com chave de ouro este livro e permitiu que o meu método se tornasse completo. Eu vou dar um passo a passo para você seguir e chegar a essa sintonia, que é algo inexplicável. Mas, antes, ainda temos outro princípio básico para entender.

Os três níveis do desenvolvimento materno

Com base na minha observação e experiência em todos os anos nesta minha jornada de trabalho, percebi que existem três níveis de desenvolvimento e que as mães sempre se enquadram em um deles.

Eu chamei de *níveis de desenvolvimento* justamente porque quero que fique bem claro que sempre podemos nos desenvolver, passar de um nível para o seguinte. Porque é isso que procuramos aqui e na nossa vida, não é? O crescimento constante. Como mãe, temos que nos desenvolver a cada dia, para nos tornarmos boas condutoras que deixarão no mundo filhos melhores.

O que acontece é que muitas mulheres chegam à maternidade despreparadas – e não estou só falando da parte técnica dos cuidados com o bebê, como dar banho ou trocar uma fralda. Elas também são emocionalmente imaturas e acreditam que podem delegar a responsabilidade sobre o filho para outra pessoa.

Para facilitar a sua caminhada nesta jornada, criei esses três níveis de desenvolvimento. Meu objetivo não é julgar nem rotular e, por isso mesmo, é você que vai se autoavaliar e classificar. Leia cada um dos níveis com atenção e depois tire um tempo para refletir. Avalie suas atitudes. Seja sincera consigo mesma. A sinceridade é essencial para você ter clareza do ponto em que está e aonde quer chegar.

Nível 1 – Mãe Infantilizada

FASE DA INFÂNCIA: *"Fazer o que o papai e a mamãe querem que eu faça"*

O primeiro nível, que chamo de Mãe infantilizada, é quando a mulher ainda está preocupada em "fazer o que o papai e a mamãe querem que eu faça".

Ela tende a ouvir e se importar muito com os conselhos das pessoas de sua família e é por isso que esse nível nos remete à fase da infância.

Esse tipo de comportamento é muito normal quando a mulher está deixando de ser filha para se tornar mãe. Essa transição nem sempre é fácil. Por vezes, podemos desencadear um processo inconsciente e automático de nos prender às atitudes do passado, porque é como estávamos acostumadas a agir.

Nessa fase, muitas vezes a mãe cede em suas decisões. Por exemplo, vamos supor que você não queira dar chupeta para o seu recém-nascido. Você não gosta, acha feio, ou está certa de que a chupeta pode atrapalhar o desenvolvimento físico e emocional do seu bebê. Acontece que sua mãe ou sua sogra não concordam com você. Elas viveram em outro tempo, as experiências delas são diferentes das suas e, para elas, não há problema algum em o bebê chupar chupeta. Como você depende delas para algumas coisas, acaba aceitando a chupeta, para não desagradá-las.

E, então, começa a se justificar, com argumentos como: "acho que não tem nada demais mesmo, não deve ser tão ruim assim", "a minha mãe jamais ia querer o mal do neto dela".

Ainda assim você não fica bem com a solução, porque não era o que você queria. Não foi uma escolha sua. Com o passar do tempo, as consequências aparecem e, no fundo, você vai começar a se sentir culpada e impotente. E isso realmente não é legal.

Nível 2 – Mãe Imatura

FASE DA ADOLESCÊNCIA: *"Fazer o que meus colegas querem que eu faça"*

O segundo nível é o da Mãe imatura. Agora a mulher já rompeu com sua mãe ou sua sogra, mas ainda está preocupada em "fazer o que os meus colegas querem que eu faça". É como na adolescência, quando queremos ser aceitos pelos amigos.

Para essa mulher, ainda é muito importante o que os outros pensam dela. Ela quer que as pessoas aprovem suas atitudes. Então, a tendência é ir junto com a manada, fazer o que todo mundo faz, para não ser "a diferente".

É comportamento típico dessa mãe perguntar para todo mundo o que eles pensam sobre tudo. "O que acham do nome?" E se alguém não gosta do nome escolhido, ela não bota. "Quem é o médico do seu filho?" Então leva no mesmo médico, mesmo que não se identifique com o profissional.

Essa mulher se torna totalmente influenciável e faz tudo o que qualquer um diz para ela fazer. "Dê o remédio tal", "use a fralda assim", "coma isso, beba aquilo". Ela vai fazendo exatamente tudo o que mandam, sem chegar a conclusões próprias e muitas vezes sem sequer esperar para ver o resultado.

Um exemplo desse tipo de mãe é aquela mulher que amamenta exclusivamente no peito. A amamentação vai muito bem, o bebê está engordando, até que um dia, durante uma conversa com um grupinho de amigas, algumas contam que começaram a dar ao filho uma fórmula infantil de leite industrializado para poderem sair com os maridos.

O que acontece com essa mãe? Ela sente que só ela está fazendo diferente, e deve estar fazendo errado. Então, ela passa a fazer como as outras.

Nível 3 – Mãe Sintonizada

FASE ADULTA: *"Fazer o que eu acho, dentro de meus próprios termos, conhecendo meus princípios como adulto livre e responsável"*

O terceiro nível é a mãe sintonizada. Essa mulher está decidida a "fazer o que eu acho, dentro de meus próprios termos, conhecendo meus princípios, como adulto livre e responsável". É um comportamento independente que remete à fase adulta.

É a essa etapa que quero que você chegue. Pois é nela que acontece a transformação da mulher em mãe, de forma saudável e equilibrada.

Somente nesse estágio, você vai ter força para ser mãe e será livre em suas escolhas, ficará tranquila com suas decisões, sejam elas quais forem.

Outra coisa interessante é que, quando você se posiciona assim, consegue muito mais apoio, mesmo de quem não concorda com sua decisão ou suas atitudes.

Sabe por quê? Porque as pessoas sentem uma firmeza tão grande em você que não têm coragem de contradizê-la. E, quando alguém se mete, essa mãe sabe colocar o seu ponto de vista sem ferir ou precisar brigar.

Por exemplo: a mãe prega uma alimentação saudável e, por conta disso, seu filho nunca experimentou um doce, mas a avó quer muito dar um doce para o neto. Como a mãe sintonizada conversaria com essa avó?

"Eu entendo que a senhora faz isso com carinho, que quer agradar o seu neto e que jamais ia querer o mal dele, mas entenda que para mim é muito importante que ele tenha uma alimentação saudável. Eu dediquei muito tempo para oferecer isso a ele. E está dando certo! Veja como seu neto está saudável, bonito. Então, eu gostaria muito de adiar esse hábito, mas preciso contar com a senhora para isso. Tudo bem? Posso contar com a senhora? A senhora me ajuda?"

Veja a diferença na maturidade dessa conversa e no modo como essa mãe sintonizada expõe a sua vontade.

Autoconhecimento

Agora, eu gostaria que você olhasse para esses três níveis de desenvolvimento com carinho.

Leia-os outra vez.

Pare.

Reflita.

Faça um exercício profundo de autoconhecimento e então se classifique.

Em qual dos níveis você está?

Esse é um processo muito íntimo e só seu. Seja honesta consigo mesma, porque só com honestidade você poderá ter plena consciência e escalar para o próximo nível.

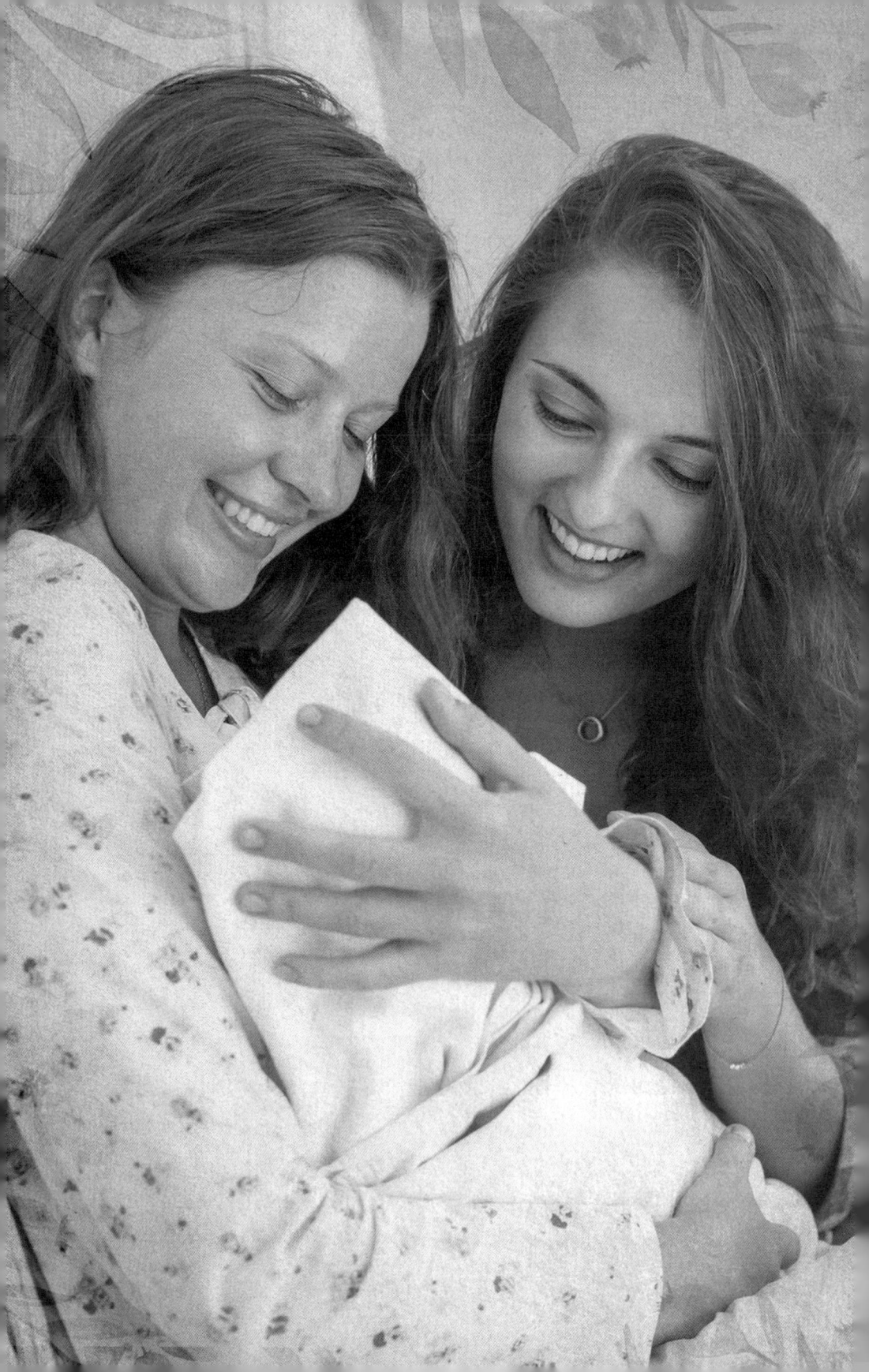

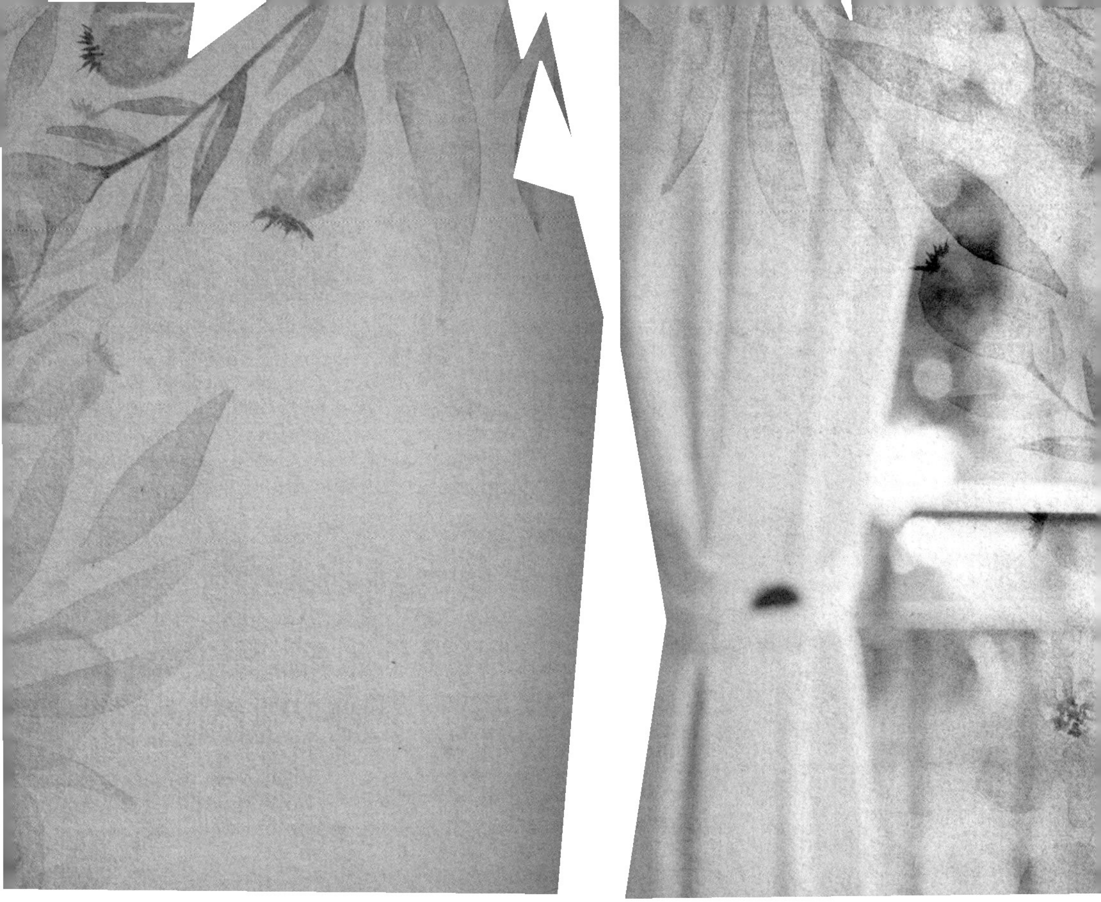

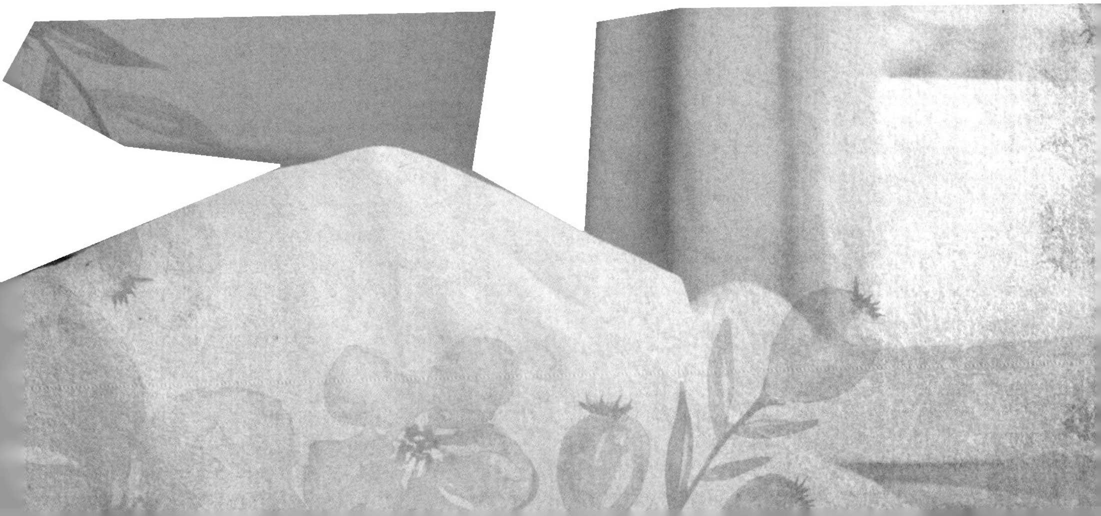

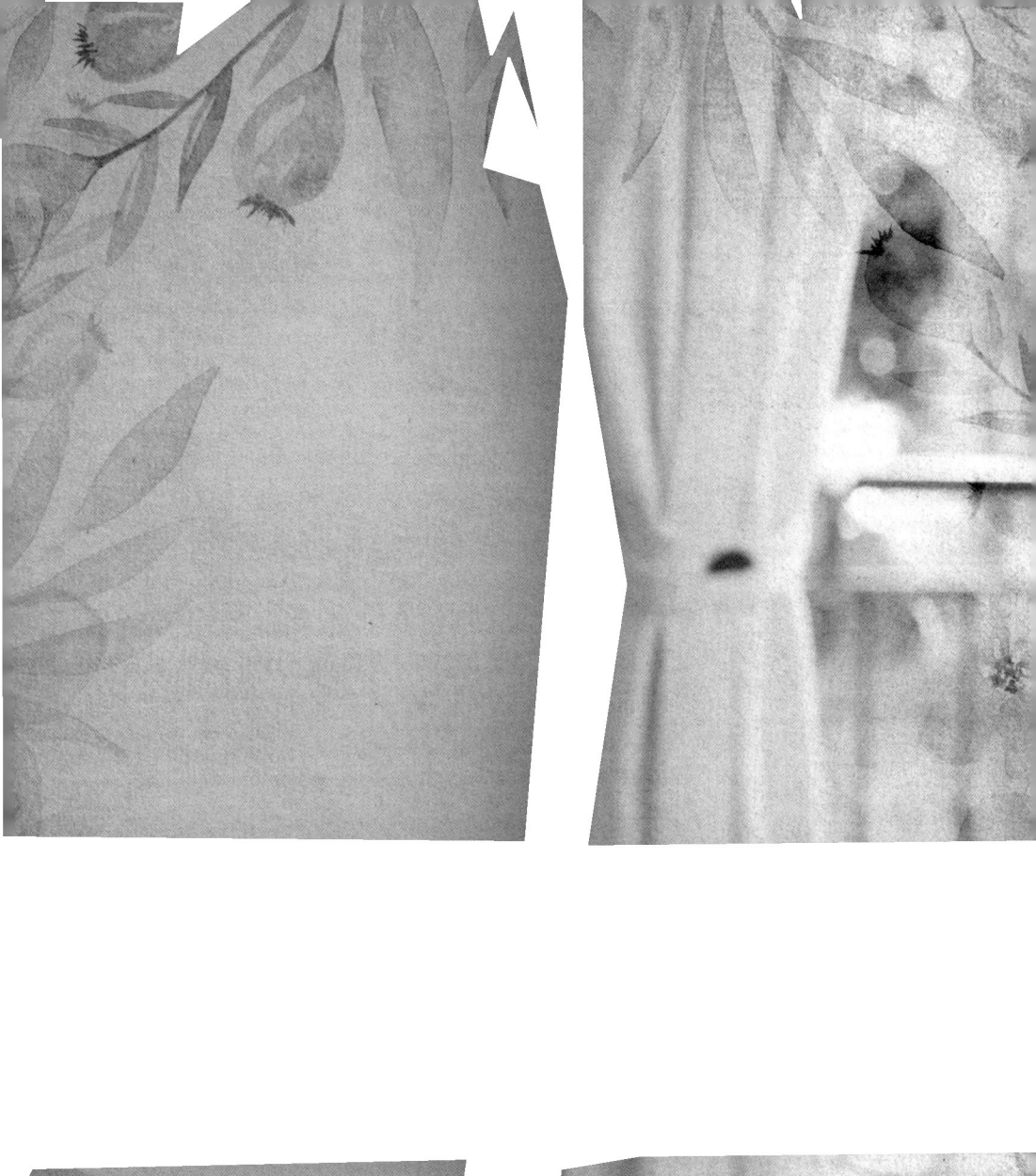

Por que você precisa de uma rede de apoio?

Você acabou de descobrir que está grávida! Parabéns!

Imagino como deve estar feliz e louca para saber se é menino ou menina, escolher o nome, preparar o enxoval, não é?

Eu sei que tudo isso é delicioso e faz parte do sonho da maternidade, mas gostaria que você me desse um pouquinho de atenção agora, porque, se você não se preparar direitinho, vai sentir muita falta disso depois.

Na verdade, mais do que comprar a primeira roupinha, escolher o nome ou planejar o quarto do bebê, a primeira coisa que a mulher deveria pensar e planejar ao se descobrir grávida é sua rede de apoio. Até porque, assim que anunciamos a gravidez, logo vem um monte de gente dando ótimos palpites sobre o que devemos fazer e como. Então, a convivência com as pessoas à nossa volta precisa ser bem trabalhada.

A rede de apoio é formada por todas as pessoas com quem você convive e que estarão perto de você assim que seu bebê nascer. Ela é fundamental para sustentar você no puerpério – período de 40 a 90 dias, ou mais, depois do nascimento do bebê.

Nessa fase, o corpo da mulher está em ebulição, em plena atividade: há o cansaço do parto, as alterações hormonais, a descida do leite, a privação de sono e os dias longos cuidando do bebê. Além disso, existem muitos sentimentos que são inexplicáveis; a mulher vive o luto da barriga, a fusão emocional com o bebê, como se mãe e filho fossem um. Nesse ciclo é muito comum você se pegar chorando. Até hoje não vi uma recém-mãe que não tenha chorado.

É um período de transformações muito grandes e intensas, e é bem provável que você desabe se não tiver uma boa rede de apoio. A mãe também precisa de cuidados, mas o que vemos muitas vezes é que ela acaba ficando sobrecarregada. Além de todas as coisas que tem de fazer para o bebê, ela precisa muitas vezes cuidar da casa, das roupas, da comida, arrumar a casa para receber, *fazer sala* para as visitas. Depois, todos vão embora e têm a noite inteira para dormir. Mas nós, não. Para a mãe, dia e noite são iguais no começo, porque o bebê ainda não acertou seu relógio biológico de acordo com o nosso.

O maior problema nisso não são os cuidados com o bebê, mas as outras tarefas. Logo depois do parto, nós, mães, sentimos uma necessidade muito grande de estar juntinho do bebê, olhar para o rostinho dele, parece que a nossa mente não desliga dele. Talvez seja mesmo por um instinto de proteção. Tudo o que mais queremos é ficar junto. Muitas vezes nos sentimos mal quando alguém pega nosso bebê e vai para longe, de modo que não conseguimos ver onde ele está. Então, se estar com o bebê é tão necessário e prazeroso, o que pesa mesmo são as outras tarefas.

O que você deve fazer então? Aproveitar toda e qualquer ajuda que você possa ter, principalmente nos primeiros dias. Isso vai ser essencial para a sua recuperação, e você pode focar sua atenção no bebê. Nos primeiros dias, é provável que seu companheiro ou companheira esteja por perto e disponível para auxiliar, então, deixe que as coisas que precisam ser feitas na rua, como ir ao mercado ou à farmácia, sejam feitos por eles.

Na primeira semana, todo mundo aparece e quer ajudar. Aceite. Aproveite. Peça a alguém para preparar uma comida rápida – você precisa se alimentar! –, ou ficar de olho enquanto o bebê dorme, assim você pode dormir também, com a tranquilidade de que, se algo acontecer ou se ele chorar, haverá alguém ali para lhe chamar.

Aproveite mesmo, porque depois a vida de todo mundo volta ao normal, menos a sua. Todas essas pessoas somem, retomam os seus afazeres, e você fica ali sozinha com o bebê. Para diminuir essa solidão é que você deve se empenhar em construir uma boa rede de apoio desde o início da gestação.

Reorganização familiar

Quando nasce uma criança, acontece uma mudança automática na sua rotina. Mas há um jeito de fazer com que essa mudança seja para melhor: *planejamento*.

Por meio de uma reorganização, podemos fazer com que a mudança trabalhe a nosso favor e, claro, para o bem-estar do bebê. Se você conseguir planejar isso ainda durante a gravidez, melhor. Mas, lembre-se, sempre é tempo de mudar e consertar o que não está funcionando.

Para planejar essa reorganização, você precisa escolher as pessoas que possam ajudar de verdade, aquelas que estão realmente dispostas a isso. Não se esqueça de que é melhor ser alguém em quem você confie e, de preferência, que tenha um jeito de pensar parecido com o seu.

Se você atribui esse papel tão importante a uma pessoa que já sabe que vai ser contra a sua forma de cuidar do bebê, ou a alguém com quem já tenha algum tipo de atrito, as chances de dar errado são enormes. Isso porque, logo depois do parto, a mãe está fragilizada, sensível, e isso pode aumentar o problema pré-existente, fazendo com que ele se sobressaia muito.

Evite escolher a pessoa que vai ajudar você por conveniência. Nem sempre a sua mãe ou a sua sogra são as pessoas mais indicadas. Não há nada de errado se vocês se derem superbem e se houver uma verdadeira sintonia nessa relação. Mas se houver atritos, o melhor é escolher alguém de sua inteira confiança – sua melhor amiga, sua irmã ou cunhada, por exemplo, ou mesmo uma profissional (babá/enfermeira) contratada por você.

O pós-parto é um momento em que a mulher está muito sensível e requer cuidados. A última coisa de que uma nova mãe precisa é de atritos e probleminhas. Por isso, na hora de escolher as pessoas que estarão ao seu lado, *seja absolutamente honesta com você mesma e com os outros*.

Outra coisa essencial é *descobrir quem pode ajudar você de verdade*. Você tem em mente as pessoas ideais para estar ao seu lado. Que ótimo! Agora, pergunte a si mesma e a essas pessoas se elas podem mesmo ajudar você. Elas estão disponíveis? Elas têm tempo? Elas estão verdadeiramente dispostas? Uma coisa é idealizarmos, outra bem diferente é saber se o que idealizamos é realista.

Deixe claro o que você espera de cada uma delas. Quando a mãe pensa em alguém para ajudá-la, tem em mente a maior parte dos cuidados extrabebê. Acontece que a maioria das pessoas – principalmente as avós – pensa que vai ajudar *com o bebê*. Então, é importante que você seja clara. Do que você precisa? De alguém para ajudar com a casa ou a comida? Especifique.

Talvez você já tenha contratado uma ajudante para essas tarefas, mas precisa de alguém que delegue as funções a ela. Pode ser que sua necessidade seja alguém que vá ao mercado para você. Não importa o que seja, deixe claro o que é – nesse momento, os cuidados devem ser com a mãe e com os afazeres. E a mãe precisa apenas descansar e cuidar do seu bebezinho.

Nessa fase, é possível que você passe muitas horas amamentando, sobretudo se fizer aleitamento materno exclusivo em livre demanda, como recomendado. Para aguentar esse desgaste físico e se recuperar do parto, é fundamental que você descanse.

Quando temos um bebê novinho, hora de dormir não é só à noite não. Dormimos quando o bebê dorme. E, se você não consegue descansar por medo de não acordar caso aconteça alguma coisa, que tal pedir a uma amiga para ajudar? Nesse momento, muitas pessoas se colocam à disposição. Aproveite. Peça a alguém para ir na sua casa por algumas horas. E aproveite esse tempo para descansar, tomar um banho tranquila, sabendo que tem alguém de olho em tudo e vai chamá-la se precisar.

A mãe que cuida também precisa de cuidados. Muitas vezes, quando vou à casa de uma nova mãe dar consultoria, encontro a mãe dela ali, a avó da criança. É normal que ela esteja presente para ajudar. Eu sempre digo à vovó que a tarefa dela é cuidar da filha dela. Afinal, mãe é mãe para sempre. Ela pode contribuir lembrando os horários da medicação, se ela estiver tomando algum remédio após o parto; dando água, para ajudar a mãe a se hidratar para a amamentação; fazendo uma comidinha, afinal a filha dela precisa se alimentar para poder alimentar o bebê. Quando a avó entende isso, parece mágica! A harmonia e o equilíbrio na casa são outros. Porque cada um está cuidando do seu papel e todos se sentem incluídos e participativos. O pai, por exemplo, não pode amamentar. Mas ele pode pôr o bebê para arrotar e deixar a mamãe já ir dando uma descansadinha.

Entenda que as diferenças são apenas diferenças, e não afrontas. Você já entendeu que deve se concentrar no bebê e que pode delegar outros afazeres domésticos e o cuidado com a casa. Agora, tome muito cuidado para não começar a implicar com tudo. As pessoas são diferentes e ninguém vai fazer as coisas exatamente como você faria. Lavar a louça, passar a roupa ou arrumar a mesa de um jeito diferente de como você faria, definitivamente, não são problemas. Pode ser que o arroz não fique tão soltinho ou o café não fique tão forte, mas nada disso é o mais importante nesse momento. E, claro, é temporário. Leve tudo isso numa boa e com paciência, porque, nesse momento, você precisa de tranquilidade para se concentrar no bebê e no que é importante para você e para ele, e não estar com a cabeça em coisinhas irrelevantes.

Eu sei que você está cansada e, por isso mesmo, deve escolher as batalhas que vai travar. O pós-parto é uma fase de muitas mudanças. Você já sai da maternidade cansada – não importa se teve um parto normal ou uma cesárea. Muito mais do que o parto, já havia um cansaço anterior. Talvez você já não estivesse dormindo muito bem antes, por conta da ansiedade e da falta de posição com a barriga. E aquela mulher que antes recebia todas as atenções acaba sendo deixada de lado de uma hora para outra. O bebê agora é o rei.

Porém, se você desabar, a casa inteira cai. A mãe é a estrutura, e ela precisa do apoio de todos à sua volta. Se você estiver bem acolhida e amparada durante este período, tudo fluirá melhor.

Quem faz parte da rede de apoio?

Quando falo numa rede de apoio, a imagem que tenho em mente é mesmo a de uma rede de descanso, daquelas em que é tão gostoso deitar e relaxar. É assim que a mãe precisa se sentir. Ela precisa ter a confiança de que pode se jogar e que essa rede não a deixará cair. Para isso, todos os componentes devem estar firmes. Mas quem são esses componentes?

- Apoiador de base
- Apoiadores secundários
- Profissionais da saúde
- Empresa amiga da criança

APOIADOR DE BASE

O apoiador de base é a pessoa que estará ao seu lado para tudo, alguém com quem você poderá contar, com quem poderá desabafar. Pode ser o pai do seu bebê, uma pessoa da família, uma amiga próxima. Anote – pode parecer besteira escrever isso, mas escreva.

Quem é essa pessoa e por que você acha que ela pode fazer esse papel de apoiador de base? Então comece a se aproximar dela, pesquise, sinta se é realmente essa pessoa que vai atender às suas expectativas. Planeje como você pretende contar com ela e converse.

Organize-se. Isso é muito importante, porque o tempo passa e passa muito rápido. Quando você menos espera, está com o bebê nos braços e no olho do furacão. Por isso, escolha com antecedência o seu apoiador de base, alguém de sua inteira confiança.

APOIADORES SECUNDÁRIOS

Os apoiadores secundários são as outras pessoas que convivem com você e que se dispõem a ajudar. Uma amiga que se oferece, uma tia, uma vizinha de porta que diz "qualquer coisa estou aqui". Não dispense esse tipo de ajuda, porque em algum momento você pode precisar. Pode ser que precise de alguém de confiança para buscar seu filho mais velho na escola, que traga uma coisinha rápida do mercado para você ou que dê uma passada rápida em uma farmácia. Preserve seus apoiadores secundários.

PROFISSIONAIS DA SAÚDE

Já vamos falar um pouco mais sobre eles, mas é importante que você saiba que os profissionais da área de saúde – obstetra, pediatra, equipe de enfermagem, assim como o fonoaudiólogo e o nutricionista –, são parte da sua rede. São todos aqueles profissionais com quem você terá contato durante a gestação e depois que seu bebê nascer.

EMPRESA AMIGA DA CRIANÇA

Se você trabalha fora, o seu local de trabalho também deve ser parte da sua rede de apoio. Existe um selo chamado "empresa amiga da criança" que é conferido às empresas que apoiam a mãe no pós-parto e na amamentação. Hoje em dia, a licença-maternidade é, por lei, de 120 dias. Mas o Ministério da Saúde e a Organização Mundial da Saúde pregam o aleitamento por, no mínimo, seis meses. Como vemos, há uma incompatibilidade aí e precisamos lidar com isso da melhor forma possível.

Então, é muito importante se planejar. No caso de você ter um emprego de carteira assinada, procure tirar os quatro meses de licença mesmo. Se é profissional liberal, comece a se programar, faça uma poupança para poder ficar esse tempo se dedicando exclusivamente ao seu bebê. Esse é um momento único, que não volta. A ligação de vocês nesse início da vida dele vai ser fundamental para o desenvolvimento emocional do seu bebê.

Depois de um tempo, o seu filho cresce um pouquinho e já nem quer mais ficar tanto com você, prefere brincar com os amiguinhos.

Antes mesmo de ter o seu bebê, converse com a sua empresa, descubra como é a política deles para o incentivo à amamentação e tente se planejar. A minha irmã, por exemplo, teve a oportunidade de levar o filho com ela para a empresa e, quando ele precisava, ela o amamentava. Ele participava até de reuniões com ela, mamando. Talvez, se a empresa não tivesse essa estrutura, ela precisasse ter feito o desmame antes da hora.

Tudo é uma questão de conversar, de se acertar. Lembre-se que o seu local de trabalho faz parte da sua rede de apoio. É preciso negociar, para que a situação seja favorável para ambas as partes – você e a empresa. Assim, todos saem ganhando.

A rede de apoio é um dos principais pontos de sucesso da amamentação. Quando as famílias estão bem estruturadas e as mães têm essa ajuda verdadeira, elas conseguem amamentar muito bem. Para o leite descer e ser produzido satisfatoriamente, a mãe precisa estar tranquila, confiante e com a cabeça leve. Os grupos de mães (presenciais ou on-line) também podem ser parte de sua rede de apoio, especialmente se você estiver longe de sua família (ou quando não se pode contar com ela). Neles, as integrantes se ajudam, e essas trocas são muito ricas. É uma força extra!

O que eu quero? Um momento de reflexão

É muito importante dizer que não adianta nada você começar a estruturar a sua rede de apoio e conversar com as pessoas se você não sabe o que quer. "Para quem não sabe aonde vai qualquer caminho serve", disse o gato para Alice, em *Alice no País das Maravilhas* (Lewis Carroll). Na maternidade não é diferente. Se você não sabe o que quer, vai acabar aceitando qualquer proposta que as pessoas lhe fizerem.

Por isso é fundamental que você reflita e liste os seus desejos:

Até quando eu quero trabalhar? Será que vou até o finalzinho da gestação? Ou será que paro um pouquinho antes para me preparar para o parto?

Como será a minha licença-maternidade? Como vou programá-la? Que acordos tenho que fazer no trabalho? Quanto tempo será que consigo ficar? Vou tirar férias em seguida?

O que desejo comprar? Será que preciso mesmo de tudo o que dizem que preciso? Existe, sim, um certo consumismo no que diz respeito à chegada de um bebê. As pessoas vão nos empurrando muitas coisas, e é preciso ter muito cuidado com as listas de enxoval de lojas e de maternidade. Sem saber, podemos comprar alguns produtos que são prejudiciais aos nossos bebês, e já estamos num ponto em que temos a liberdade e o conhecimento para dizer não para muitas coisas.

Parto normal ou cesárea? É fundamental que você pesquise, se informe, decida o que é melhor para você e converse com o seu médico, até para saber se ele está alinhado com as suas expectativas.

Quem serão o obstetra e o pediatra? É interessante você conhecer a pessoa que vai cuidar do seu filho, até para saber como ele pensa e se está de acordo com a linha que você quer seguir. Você precisa conhecer esses profissionais que farão parte da sua rede de apoio, porque, se algo não der certo, você tem tempo de encontrar outro.

Onde o bebê vai dormir? No carrinho ao meu lado? No bercinho no quarto dele? É melhor pensar em tudo e deixar combinado. Aproveite bem o tempo da gravidez.

Como lidar com a sua rede de apoio?

O PAI

Quando temos um bebê, ficamos meio hipnotizadas por ele. Só queremos saber dele, só falamos das coisinhas do bebê e queremos ficar olhando para aquela carinha linda. Mas como fica o pai da criança nessa situação?

Sempre que vou fazer atendimento, percebo que os homens ficam um pouco deslocados nessa história. Eles querem participar, mas não sabem bem como, e muitas vezes a mãe acaba não abrindo espaço para o pai. O que é curioso, porque nesse momento o que mais queremos é que eles estejam junto conosco, no mesmo barco. Mas também queremos ser supermães, mulheres-maravilha, e parece que só nós sabemos fazer as coisas da maneira certa, do melhor jeito. A verdade é que você precisa mesmo abrir um espacinho, senão acabará sobrecarregada.

Outro ponto importante é que o nosso companheiro, o pai do nosso filho, não tem a capacidade de ler os nossos pensamentos. E aí, quando ele não adivinha o que queremos, ficamos irritadas. Então, para facilitar o entendimento entre vocês dois, é fundamental que haja *diálogo e clareza* na hora de conversar e pedir as coisas. Certifique-se de que o pai do bebê entendeu o que você quer e precisa, que ele compreendeu bem o que foi solicitado. Nada de deixar as coisas no ar ou dar indiretas.

Um erro comum é *se posicionar como vítima*. Isso também decorre da falta de diálogo e clareza. Ficamos esperando certas atitudes do outro, achando que ele tem algum tipo de obrigação, mas isso só acontece porque não fomos claras na hora de pedir o que precisamos.

Além disso, é preciso haver *compreensão*. Muitas vezes esse pai não tem condições de atender você exatamente como você quer, porque ele teve uma infância diferente da sua. Pense bem, hoje em dia é muito mais comum vermos o pai assumindo esse papel de cuidar do filho. Mas, antigamente, os cuidados com a criança eram responsabilidade exclusiva da mulher. Não era comum ver homens participando, trocando uma fralda, dando banho no bebê. Talvez o fato de agora os dois saírem para trabalhar tenha despertado nos homens a consciência de que devem dividir os cuidados com os filhos também. A verdade é que, assim como você, ele é iniciante nesse papel.

Os homens estão, sim, mais solícitos e cuidadosos, mas eles não sabem bem o que fazer. De certa forma, nós, mulheres, fomos treinadas para ser mãe. Por conta de uma cultura ainda muito machista, quando éramos crianças, brincávamos de boneca, mamãe e filhinha, enquanto os meninos brincavam de carrinho e jogavam bola com os amigos.

Uma transformação é possível? Claro que é. E ela já está acontecendo. Mas nós, mulheres, temos o poder de dar uma oportunidade de os pais participarem mais, sem botar defeito em tudo.

Quando nós pedimos que eles façam alguma coisa e só reclamamos dos resultados, a tendência é que eles se afastem. E o que nós realmente queremos e precisamos é integrar esse pai à rotina com o bebê.

A solução é *organizar a rotina e delegar funções*. É preciso levar o bebê ao pediatra, fazer exame, dar vacina? Deixe tudo planejado com antecedência: quem vai levar, que horas vão sair? Quando você se organiza e abre espaço para a participação do pai, tudo fica mais fácil. Se você pedir ajuda em cima da hora, ele vai ser pego de surpresa. Está faltando alguma coisa em casa e alguém precisa sair para comprar? Quando nos programamos, uma eventual saída para buscar algo não se torna uma emergência.

Talvez o seu parceiro não esteja disponível para auxiliá-la em um determinado momento. Nesse caso, pense em alguém que possa substituí-lo a uma consulta com o pediatra, por exemplo.

Estamos tão ocupadas com o bebê que não precisamos nos aborrecer com coisas menores. E, sejamos honestas, a rotina com um bebê é cansativa para os dois. O pai normalmente volta a trabalhar muito cedo, as noites nem sempre são reparadoras, por isso é importante você entender um pouquinho o lado dele também.

Então, *elogie sempre*! Se queremos ter alguém do nosso lado, apoiando-nos, precisamos fazer elogios, mesmo que às mínimas coisas.

Não importa se o seu companheiro é do tipo todo disponível, que ajuda até demais, ou se é daqueles para quem a ficha da paternidade ainda não caiu. Elogie as atitudes dele, mesmo que sejam pequenas ações: se ele levou um pãozinho para a casa, se ele pegou um copo de água para você. Todo mundo gosta de elogio, de ser reconhecido por suas ações. Isso é muito natural do ser humano.

Não estou falando aqui de ficar "jogando confete", porque ele vai perceber quando for falso. Mas elogios sinceros fazem uma diferença enorme. Quando eles percebem que são reconhecidos e que têm importância, essas atitudes acabam acontecendo de uma forma muito mais natural.

Os pais também precisam de atenção nesse momento. Muitas vezes eles ficam de lado. Até parece que nos blindamos, nos fechamos num mundinho mãe e bebê e não queremos que mais ninguém entre. Mas é muito importante que também haja essa integração com o pai.

A paternidade é uma oportunidade. Pais que cuidam de seus filhos têm seus cérebros modificados, são menos agressivos, mais empáticos e gentis, e melhoram a forma de lidar com as pessoas com quem se relacionam – as pessoas de fora, você, os pais dele.

Bem, pode ser que você não viva com o pai ou a mãe do seu filho. Nesse caso, é fundamental manter a melhor relação possível com essa pessoa, pois, assim como você, o seu ex-companheiro ou ex-companheira tem direito de vivenciar as próprias experiências com o filho. Procure manter a melhor comunicação que conseguir, afinal vocês têm um laço muito forte e um bem muito precioso em comum. O principal dever dos dois é esquecer todas as diferenças e pensar no bem-estar da criança. Talvez essa pessoa não seja mais nada sua agora, mas lembre-se que ela sempre fará parte da vida do seu filho.

Se não for mesmo possível o pai estar presente, por motivo de falecimento ou por qualquer outro, é imprescindível que alguém assuma esse papel. A figura paterna é muito importante. Existe todo um contexto em torno disso, principalmente nos aspectos emocional e psicológico da criança. Então, é essencial que alguém se torne essa referência – o padrinho, o avô ou um amigo próximo.

OS AVÓS

Existem diferentes tipos de avós: os *distantes* (seja porque moram longe ou porque não são muito ligados mesmo), os *antenados*, os extremamente *preocupados*, os avós *saudáveis* e os *debilitados*.

Hoje em dia, os avós têm uma vida social muito ativa, alguns ainda trabalham, passeiam bastante, então pode ser que não estejam a fim de assumir certas coisas. Também há ocasiões extremas em que os avós assumem por inteiro o papel dos pais.

No entanto, há uma série de benefícios na interação equilibrada entre avós e netos – para os dois lados.

Aprendizado para ambos: na convivência entre gerações, que é extremamente preciosa, os avós ensinam muita coisa com sua experiência de vida, mas também aprendem bastante, principalmente sobre novas tecnologias. Quantos netos já não ensinaram a vovó ou o vovô a usar a internet e mexer num *tablet*?

Redução do risco de depressão: um estudo realizado pelo *Boston College* mostrou que a relação emocional que se estabelece por meio da convivência entre avós e netos é muito mais positiva do que se imagina. O relacionamento entre eles reduz os sintomas de depressão para as duas gerações e aumenta o bem-estar de ambos.

Manutenção de memórias e história da família: também é de geração para geração que preservamos a história da família. Nossos hábitos e princípios, nossas crenças e cultura. Desde o modo de preparar o feijão até aquela receita de bolo delicioso, o jeito como a avó ou o avô lidam com alguma coisa, aquele cheirinho de café à tarde... Tudo isso são relíquias de família. O jeito como a avó prepara a pipoca, os cheiros e os sabores são coisas que vão ficar para sempre na mente de seus filhos, e serão lembranças preciosas que eles carregarão para o resto da vida.

A relação de afetividade se constrói desde que o seu filho é um bebê. Se você começar a achar que é a única que sabe tomar conta do seu filho e fizer tudo por ele sozinha, sem abrir espaço para mais ninguém, vai acabar limitando essa convivência e comprometendo a formação dos laços de afeto.

Se você não deixa o avô pegar o bebê no colo, porque ele é meio desajeitado e você acha que o seu filho vai cair, como essa criança, aos dois anos, vai querer o colo do vovô? Não vai. Então, é importante estimular a criação de vínculos desde cedo.

Observe a disponibilidade verdadeira. Trata-se aqui de uma questão de respeito. Quanto de responsabilidade seus pais ou seus sogros estão dispostos a assumir? Muitas vezes colocamos nossas necessidades em primeiro lugar, mas é fundamental avaliarmos a verdadeira disponibilidade deles.

Pode ser que eles estejam em um momento de vida diferente, em que não têm condições de assumir alguns compromissos que podem se tornar pesados. Devemos considerar que eles têm mais idade do que nós, alguns já sentem dores nas pernas, nos joelhos, na coluna. Não podemos obrigá-los a assumir uma rotina com crianças que, bem sabemos, pode ser muito cansativa.

Devemos redobrar a nossa atenção ao lidar com a nossa sogra. Quando se trata da nossa mãe, na maioria das vezes, tudo é mais fácil, afinal fomos criadas por ela e já sabemos o que esperar. Mas a sogra muitas vezes tem hábitos diferentes dos nossos, daquilo a que estamos acostumadas em nossa família.

Porém, lembre-se: embora sua sogra não tenha laços sanguíneos com você, ela possui com o seu bebê. Queira você ou não, ela faz parte da história do seu filho, e a convivência com ela é fundamental para a saúde física e emocional dos dois.

É claro que às vezes será necessário colocar alguns limites, de acordo com o que você decidiu ser o melhor para o seu filho. Isso, porém, deve ser feito com cuidado, delicadeza e respeito. Assim, todos respeitarão as suas decisões.

Muitas vezes os pais cometem o erro de interferir na convivência dos netos com os avós porque acreditam que os *avós acostumam mal as crianças*. Mas as crianças são muito espertas e sabem diferenciar direitinho quais são os combinados na sua casa. Elas entendem perfeitamente que o que acontece na casa da vovó é uma exceção. Claro que vão testar os limites, pois criança é assim mesmo. Mas, se você se mantiver firme, os eventuais excessos das avós não vão influenciar o comportamento de seu filho na sua casa.

A diferença na educação só será sentida se acaso essa educação for delegada, no todo ou em grande parte, aos avós. Muitas mulheres, depois que o bebê nasce, passam um mês na casa da mãe. E aí, quando voltam para casa, sofrem ainda mais, porque não sabem o que fazer. Sentem-se perdidas. Como foi a avó que cuidou de tudo durante esse tempo, elas acabaram não criando o vínculo com o filho. Não faça isso. Assuma o seu papel de mãe desde o primeiro dia e delegue outras tarefas às avós que querem ajudar.

Dessa forma, o encanto da casa da avó vai fazer parte da infância do seu filho, sem atrapalhar em nada a sua educação.

OS IRMÃOS

A meu ver, o período mais crítico para se ter outro bebê é até que o maior (ou o imediatamente mais velho, no caso de se ter mais de um) complete três anos. Nessa fase, a criança está passando por muitas mudanças, desenvolvendo a comunicação, algumas estão começando a frequentar a escolinha, a ter uma vida social, e ainda não se sentem muito seguras. Então, a chegada de um bebê nesse momento é uma grande ameaça, como se o mundinho dela pudesse desabar.

O ciúme é natural. Muitas vezes, a criança ainda não conseguiu acumular recordações de família suficientes para entender que existe firmeza e continuidade. Ela não tem a menor ideia de como é ter um bebê em casa. Então, o seu filho mais velho pode ficar com a sensação de que tudo mudou da noite para o dia.

Preparar o irmãozinho é fundamental, mas sem exageros. Ao descobrir a gravidez, você pode, sim, compartilhar a novidade. Mas não fique tocando no assunto o tempo todo para fazer seu filho assimilar, porque ele não entende a espera. Nove meses, para uma criança, às vezes é tempo demais. Isso pode acabar gerando uma ansiedade. O mais velho vai acompanhar os preparativos, vai perceber que alguma coisa está para acontecer. O seu papel é deixar tudo se organizar naturalmente, e não tentar convencê-lo.

Esforce-se para dar atenção. Certa vez recebi em meu consultório uma menina de dez anos que estava prestes a ganhar uma irmãzinha. A primeira coisa que ela disse foi que estava com medo de que, depois que a irmã nascesse, a mãe não fosse mais gostar dela. Nós não esperamos que esse tipo de coisa passe pela cabeça de uma criança de dez anos. E, na maioria das vezes, os mais velhos não conseguem verbalizar os seus medos e inseguranças. Então, a única coisa que você pode fazer é dar atenção a ele. Não se esqueça que existe um outro filho ali que precisa da mãe também.

Quando o meu segundo filho, o Pedro, nasceu, eu achava que o Felipe precisava entender. Que tinha que deixar o irmão dormir, e não entrar no quarto gritando, cantando, falando alto e fazendo bagunça, porque aquilo acordava o bebê. Na época, o Felipe tinha dois anos e um mês. Hoje, vendo as fotos, percebo que eu tinha na verdade dois bebês. Como podia cobrar maturidade do mais velho?

Às vezes você precisa dar um passinho atrás, ver a situação com algum distanciamento, para entender certos comportamentos que as crianças têm.

Muitas vezes elas não estão sabendo lidar com a situação e acabam se mostrando agressivas, mas isso não quer dizer que sejam crianças más. Uma vez, quando o Pedro tinha três meses e estava deitado, dormindo no carrinho, vi que o Felipe estava em cima do carrinho, cara a cara com o bebê e com os pés em cima do tronquinho. Gelei. Não sabia o que fazer. Se eu gritasse, ele poderia se assustar, cair, ou até mesmo sapatear em cima do irmão. Eu fui me aproximando devagar e, com jeitinho, peguei o Felipe no colo. Mas foi um susto.

Você não vai fazer o seu filho amar o irmão de um dia para o outro. Na verdade, esse sentimento de amor é construído pouco a pouco, todos os dias. No início, é natural que eles queiram que tudo volte a ser como antes. Com muita atenção e cuidado, os mais velhos conseguem desenvolver essa habilidade de amar e aceitar o recém-chegado.

Mantenha as atividades com o mais velho e reserve um tempo para estar só com ele. Em muitos casos, é difícil delegar as atribuições com o recém-nascido, há a questão da amamentação, da adaptação, e passamos muito tempo com ele no colo. A rotina com o bebê é puxada, então é normal que você deixe alguns cuidados com o maior para outras pessoas.

Mesmo assim, procure cuidar do primogênito. Eu sugiro que mantenha algumas atividades que fazia com seu filho antes da chegada do irmão. Selecione duas ou três coisas que você fazia com ele antes e considera importante, e continue fazendo. É dar banho? Dar a comida? Tudo bem o pai ou a avó fazerem isso um dia ou outro, mas não se exclua de vez da rotina do seu filho mais velho.

Tenha um tempo realmente para estar só com ele. Fazer tudo o que você fazia, mas sempre com o bebê no colo, ou sempre interrompendo para ver se o pequeno está bem, não tem o mesmo efeito. É preciso estar presente integralmente para o mais velho, nem que seja por meia hora.

Se você conseguir fazer alguns passeios externos, como ir a um parquinho ou uma pracinha, melhor ainda. Nesse momento você corre com ele, pula, pisa na grama. Assim ele vai sentir a sua presença e vai acabar melhorando bastante a crise de ciúme.

Tenha presentes embrulhados. É normal que as visitas cheguem e tragam apenas presentes para o bebê, esquecendo a criança maior. Por isso, uma boa tática é você ter alguns presentinhos embrulhados e guardados para dar a ela quando o bebê nascer. Não precisa ser nada demais: adesivos, figurinhas, giz de cera, por exemplo.

Quando o Pedro estava para nascer, nós conversamos com o Felipe sobre a chegada do irmão e dissemos que, mesmo dentro da barriga, o irmão já gostava muito dele, escutava a voz dele e já o reconhecia. Por isso, quando chegasse, queria trazer um presente para o irmão mais velho. Então, perguntamos o que ele gostaria de ganhar do bebê. Para nossa surpresa, ele disse que queria um pneu. Na escolinha dele havia vários pneus coloridos que eles usavam para brincar, rolar e pular. Pois ele queria um pneu para brincar em casa também. Conseguimos o pneu, pintamos de azul e embrulhamos para presente.

Ouça a criança. Às vezes, escutar um pouquinho o seu filho já ajuda muito a resolver a necessidade dele, que pode ser bem mais simples do que imaginamos.

Mostre fotos de quando o seu mais velho era bebê. Para nós, adultos, é fácil entender a passagem do tempo. Para a criança, não. Para ela, tudo sempre foi como é hoje, é como ela entende. Por isso, mostre fotos de momentos que ela não lembra.

Apresente as vantagens de ser grande. Como o novo irmãozinho está ganhando todas as atenções, o mais velho pode achar que vai se beneficiar de um certo "retrocesso". Qual a vantagem de ser o maior? O maior passa mais tempo sozinho. Fica mais tempo sob o cuidado "dos outros", ao passo que o pequenininho está o tempo todo juntinho da mamãe.

Em função disso, você pode valorizar as coisas de "criança grande". E como você faz isso? Muito naturalmente. Por exemplo, ele está brincando no parquinho, mostre para ele como é legal andar no balanço ou descer no escorrega, que só as crianças maiores podem fazer isso, o bebê ainda não pode. Ou quando ele comer algo gostoso, que o bebezinho ainda não sabe comer.

Acredite, o ciúme vai chegar. Muitas vezes, logo que o bebezinho nasce, os pais acham que está tudo bem, que o mais velho reagiu bem e não teve ciúmes. Bem, os especialistas mostram que a fase mais crítica do ciúme começa por volta de quando o bebê faz quatro meses e pode durar até um ano.

É nessa época que os bebês começam a fazer as gracinhas. Ele começa a sentar, sorrir, chamar a atenção, e aí, sim, o maior sente que o seu lugar de rei está sendo ameaçado.

É importante mostrar essas novidades do pequeno como uma manifestação de amor pelo maior. Diga coisas como: "Olha, ele sorriu para você!" "Veja, ele está te imitando!" "Foi você que ensinou isso pra ele? Olha como ele aprendeu!" "Ele está ficando esperto como você!" Dessa forma, tudo isso começa a ser legal para o mais velho também e não se torna pesado.

Com o tempo eles vão fortalecendo os laços de amizade e você verá surgir uma cumplicidade muito bonita.

PROFISSIONAIS DA ÁREA DE SAÚDE

Outro componente imprescindível na nossa rede de apoio são os profissionais da área de saúde que vão acompanhar a gestação, o parto e o pós-parto.

É fundamental estabelecer uma relação de profunda confiança com esses profissionais, pois são eles que vão dizer se o bebê está se desenvolvendo bem, se tudo está dentro da normalidade e se, clinicamente, não há nenhum problema.

Para estabelecer essa relação de confiança, é essencial escolher os profissionais certos. A gestação é o momento de consultar quantos profissionais forem precisos, fazer todos os questionamentos e observar o trabalho deles, para ter certeza de que tudo sairá como você quer.

Esses profissionais são:

- *obstetra;*
- *doula;*
- *maternidade/local onde o bebê vai nascer;*
- *pediatra;*
- *consultora em aleitamento materno;*
- *outros profissionais envolvidos no pós-parto.*

OBSTETRA

É o médico responsável por fazer o pré-natal e acompanhar o seu parto. Busque um profissional que esteja alinhado com seu modo de pensar. Se você quer ter um parto normal, por exemplo, deve procurar um médico com baixo índice de cesárias. É muito importante saber disso, porque, às vezes, a gestante diz ao médico que quer o parto normal, ele diz que tudo bem, que se tudo correr bem não há problema algum, mas aí, vai se aproximando o fim da gestação e o discurso muda um pouco.

Então, o que vai apontar se um médico é confiável, quando se trata de esperar pelo parto normal, é o fato de ele ter um baixo índice de cesarianas. Se você desejar ter uma cesariana, então procure um médico que seja um bom cirurgião, para fazer muito bem o seu procedimento. Para atender a sua vontade, qualquer que seja ela, é indispensável estar acompanhada do profissional certo, com responsabilidade e segurança.

DOULA

É uma profissional que acompanha, assiste e orienta a nova mãe, dando suporte físico e emocional antes, durante e depois do parto. Ela vai acompanhar você do início ao fim e, na hora do parto, vai lhe ajudar com as melhores posições, técnicas de respiração, massagens, etc. Há hospitais que permitem a entrada tanto da doula quanto do pai na sala de parto. O importante é que você não esteja sozinha.

MATERNIDADE / LOCAL ONDE O BEBÊ VAI NASCER

Este é outro ponto a se considerar. Há quem queira ter o seu bebê em casa; outros, entretanto, preferem ir para a maternidade mesmo, de um jeito mais tradicional.

Mas mesmo essa ida à maternidade precisa ser muito bem pensada e estudada.

Faça uma visita à maternidade em que pretende ter bebê, para conhecer um pouquinho da rotina de lá – conheça o espaço, veja como eles fazem com o bebê, para onde ele vai assim que nasce, etc.. Isso sem dúvida vai fazer você se sentir mais segura.

Algumas maternidades brasileiras têm o selo Hospital Amigo da Criança, concedido pelo Fundo das Nações Unidas para a Infância (UNICEF). Para recebê-lo, a maternidade precisa seguir dez práticas visando ao bem-estar do bebê, e várias delas favorecem o aleitamento. Uma das exigências é a amamentação logo na primeira hora de vida, independentemente da via de parto. Entre as coisas que considero mais importantes e decisivas para a escolha da maternidade, está o alojamento conjunto.

O que significa que o bebê vai ficar o tempo todo com a mãe no quarto, e não no berçário. O alojamento conjunto facilita o aleitamento materno em livre demanda e permite que a mãe crie uma intimidade com o bebê antes de irem para casa.

Já vi maternidades dizerem que o bebê fica no berçário, afinal a mãe precisa descansar, mas que todos os quartos têm um monitor e ela pode acompanhar tudo por ali. Alguns pais podem achar lindo na teoria e se deixar levar por essa maravilha da tecnologia. Mas, na hora "h", logo depois do parto, o que a mãe mais quer é ficar com seu bebê.

Além disso, o sistema de berçário atrapalha a amamentação porque, na hora que o bebê for levado para a mãe, não vai estar necessariamente com vontade de mamar. Ou ao contrário, porque, logo que nasce, o bebê quer mamar praticamente toda hora. Se sua opção for fazer aleitamento em livre demanda, é fundamental que esteja o tempo todo com seu filho. Vocês estão se conhecendo, se adaptando a essa nova situação fora da barriga.

Então, esse momento de conhecimento também deve ser aproveitado para tirar o máximo possível de dúvidas sobre amamentação, pois a ideia é que a criança tenha alta da maternidade sabendo mamar.

E não é só a amamentação que pode trazer dúvidas, não. "O cocozinho dele é assim mesmo?" "Essa cor é normal?" "A respiração dele é assim mesmo?"

Um monitor digital não vai tirar essas dúvidas por você, então, nesse primeiro momento, quando você tem toda uma equipe a quem recorrer, aproveite para fazer perguntas e tirar todas as suas dúvidas.

Mesmo que o esquema da maternidade seja deixar o bebê em berçário, se os pais solicitarem, dificilmente eles se negarão a deixar o bebê com a mãe. Aconteceu assim com minha irmã, quando teve o meu sobrinho.

A maternidade tinha um berçário, mas ainda durante o trabalho de parto informamos que o desejo dela era ficar com o bebê no quarto e assim foi.

Logo que sai da barriga, o recém-nascido precisa estar ao lado da mãe, mamando, sentindo o cheiro dela, o coração, ouvindo sua voz. Afinal, a mãe ainda é tudo o que ele conhece no mundo.

O parto também não foi fácil para o bebê. Lembre-se que tudo o que o seu filho conhecia acabou de repente e agora ele está num lugar estranho, tudo é desconhecido.

O bebê vai precisar desse consolo. E disso também vai depender o sucesso da amamentação, este envolvimento entre mãe e filho – se o recém-nascido chorar, vai para o peito. Agora, se ele está no berçário, como fica?

Na hora de o bebê mamar, pode acontecer também de a enfermeira encontrar a mãe dormindo, e então ficar com pena de acordá-la... Por tudo isso, o alojamento conjunto é um bom início para o aleitamento materno.

PEDIATRA

Esse é o profissional que vai cuidar do seu filho. Nem sempre o médico que acompanhou o parto será o mesmo que você vai querer para a vida de seu filho. Você pode escolher outro pediatra depois do nascimento.

De toda forma, você precisa confiar nesse profissional, saber que linha ele segue, quais são as suas práticas, e deve estar totalmente de acordo com elas. O ideal é que você e o pediatra tenham a mesma linha de pensamento.

Por exemplo, se você quer amamentação exclusiva em livre demanda, mas logo no primeiro obstáculo o médico passa uma fórmula infantil, corra dele e busque um profissional que apoie integralmente a amamentação.

Quando o pediatra apoia o aleitamento, mesmo que o bebê não ganhe peso no início, embora ainda não tenha pegado direito o jeito de mamar, ele dá suporte e orienta a mãe.

CONSULTORA EM AMAMENTAÇÃO

Essa profissional pode ser extremamente valiosa especialmente se você tiver dificuldades para amamentar. Em muitos casos, ela vai ser a pessoa que vai fazer a diferença e evitar a introdução da fórmula, garantindo o sucesso da amamentação. Informe-se na maternidade.

Algumas já têm práticas que favorecem o contato do bebê com a mãe logo após o nascimento, e contam com profissionais para instruir a mãe com tudo sobre o aleitamento materno. Você também pode procurar na internet os grupos de apoio à amamentação da sua cidade.

OUTROS PROFISSIONAIS
ENVOLVIDOS NO PÓS-PARTO

Além dos profissionais já citados, pode ser necessário outros tipos de acompanhamento, como nutricionistas, fisioterapeutas e fonoaudiólogos, por exemplo. O critério para escolher os profissionais é sempre o mesmo: confiança de que há um pleno alinhamento de ideias.

Técnica de Comunicação "Eu Sinto"

Agora que você já conhece bem todo mundo que compõe a sua rede de apoio, quero ensinar a você uma técnica muito simples para se comunicar com essas pessoas, sobretudo os familiares: marido, sogra, mãe e pessoas que estarão muito próximas de você nesse momento.

É normal que o pós-parto seja um momento tenso e a mulher se torne um pouco mais agressiva, até mesmo pelo instinto de proteção do bebê. Mas é imprescindível manter a harmonia no ambiente, e uma boa comunicação ajuda muito nesse caso.

Esta técnica é muito simples e pode ser usada para pedir alguma coisa, para dizer como você se sente, para falar que algo não vai bem e até mesmo para fazer uma reclamação. Gosto de chamá-la de TÉCNICA DO "EU SINTO". Funciona assim: tudo o que você for pedir, reclamar ou reivindicar, divida em duas partes.

– *Na primeira*, você fala sobre a outra pessoa, colocando-se no lugar dela.

– *Na segunda*, você fala do que sente.

Imagine a seguinte situação: você está com um bebê recém-nascido, e o pai do seu filho não para em casa, não está ajudando e você se sente sobrecarregada.

Depois de um dia inteiro de trabalho, ele chega em casa esgotado e é bem possível que a noite anterior não tenha sido tão boa e reparadora.

O que a maioria das mulheres faria nessa situação?

Já chegaria cheia de pedras na mão, apontando e dizendo coisas como: "Você não me ajuda, não para em casa, sobra tudo para mim, eu estou cansada, não aguento mais..."

Com a Técnica do "Eu Sinto", o discurso seria um pouco diferente: *"Eu entendo que essa mudança mexeu muito com você, e também mexeu comigo, mas nós precisamos sentar e conversar. Em que horário eu realmente posso contar com você? Porque estou me sentindo sobrecarregada."*

Note que na primeira frase você fala dele, e na segunda, dos seus sentimentos. Dessa forma, a chance do seu marido ajudar vai ser imensamente maior. E a regra vale para todas as situações e todas as pessoas. Experimente!

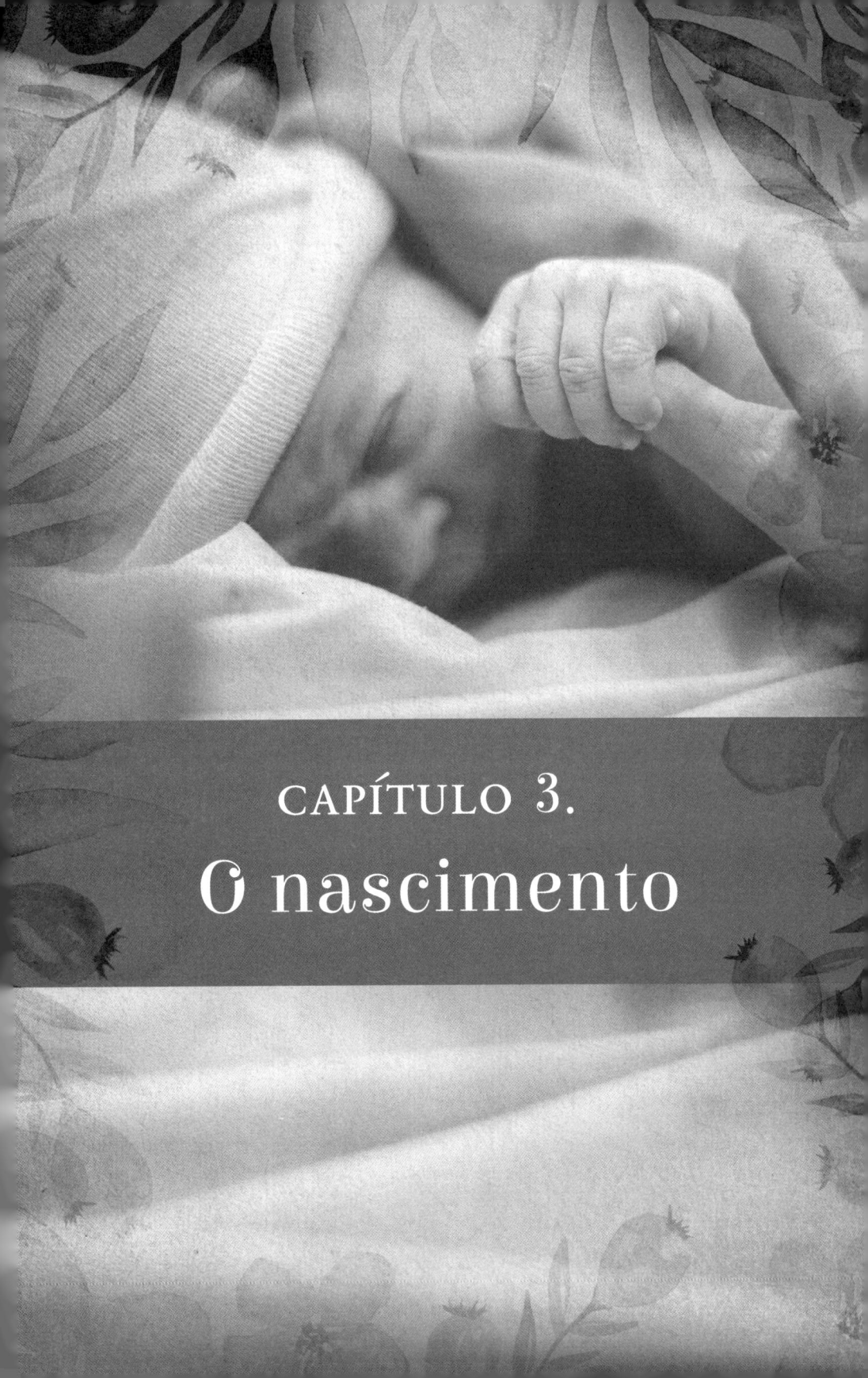

CAPÍTULO 3.
O nascimento

Vamos tratar um pouco do nascimento do seu bebê neste capítulo, tanto do aspecto fisiológico quanto do aspecto filosófico.

O seu filho vai nascer neste mundo, do jeito que ele está e você conhece tão bem. É inevitável você se perguntar: "Será que este é o melhor lugar para se viver?"

São tantas brigas, conflitos, falta de amor, falta de respeito com o homem e com a natureza, disputa por poder e por dinheiro. Mas, enfim, não temos opção e a única coisa que nos resta fazer é tentar melhorar a condição humana aqui na Terra.

O mundo atual

Quantas vezes você já parou para pensar como vai estar o planeta daqui a 20 anos? É a escassez de água, a ameaça ao meio ambiente, as guerras e atentados, etc. Nós podemos até pensar: "Nossa, em que mundo vou colocar meu filho?"

Mas o universo é reflexo de nós mesmos. Nós somos os únicos moradores daqui e somos nós que fazemos do mundo o lugar que ele é. Eu acredito que, com pessoas melhores, se constrói uma realidade bem melhor. Assim, a nossa preocupação passa a ser: "Que filhos eu vou deixar para o mundo?"

Olha a nossa responsabilidade! Muitos estudos indicam que o nosso comportamento na vida adulta depende muito do que vivenciamos em nossos primeiros anos de vida.

Amor se aprende!

Quando chegamos ao mundo, nosso primeiro contato é com a nossa mãe. É através dela que sentimos o amor divino. É a nossa mãe que nos ensina a amar, e é a partir da experiência que temos nesse primeiro relacionamento com ela que vamos projetar todas as nossas relações pelo resto da vida – o casamento, a vida profissional, as amizades e a forma como nos relacionamos com a natureza.

Acontece que a forma como as crianças estão vindo ao mundo não tem favorecido nem um pouco essa conexão íntima e profunda com a mãe logo nos primeiros momentos.

Por conta do nosso modo de vida, dos nossos hábitos, o parto deixou de ser natural, muitas mães não amamentam e a maioria volta ao trabalho muito cedo, terceirizando os cuidados com as crianças.

Qual o resultado disso? As crianças desta Nova Era são "medonhas". Quantas vezes ouvimos isto: "Nossa, o meu filho é terrível!"?

Mas, de verdade, acredito que as crianças sejam as vítimas, porque estão sofrendo as consequências daquilo que a sociedade nos impõe. Elas têm doenças de adulto, pelo amor de Deus!

Não é raro que, aos sete anos, já sofram de ansiedade, insônia, hiperatividade e déficit de atenção. Isso prova que essas crianças da Nova Era são muito sensíveis. Elas têm um potencial incrível e, para que ele seja despertado, é preciso apenas o amor e a atenção da mãe. Criança precisa de mãe!

Os nossos filhos têm talentos incríveis, fazem coisas que nos deixam boquiabertas e perguntando: "Como foi que eles aprenderam isso?".

A impressão que dá é que já nascem sabendo. Ora, se essas crianças receberem amor, se tiverem envolvimento e apoio familiar, deixarão de ser crianças "terríveis" e se tornarão incríveis, sensíveis, amorosas, talentosas – tudo o que é necessário para tornar este mundo um lugar muito melhor.

Maternidade é instinto

Originalmente, toda mulher sabia ser mãe. Então, por que agora parece que nada dá certo? Por que há tantos problemas? Por que tantas mães sofrem depois do parto, com crises de depressão, dificuldades na amamentação, sem saber o que fazer com a criança, sem conseguir estabelecer um vínculo, uma fusão emocional?

A resposta para isso é que, com a evolução, a tecnologia e o nosso estilo de vida, fomos nos afastando do nosso caminho. Perdemos os nossos instintos. Estamos longe da nossa essência. Ficamos cansadas, esgotadas, inseguras e perdidas. Nessas condições, como podemos nos conectar com a maternidade?

E isso só será resgatado quando restabelecermos um equilíbrio entre o homem e a natureza em um contexto integral – físico, emocional, mental e espiritual.

Se a mãe não estiver bem, pode ter certeza de que o bebê tampouco estará bem. Então, surgem todos os probleminhas que conhecemos bem, e que são tipicamente ocidentais: cólicas, dificuldades na amamentação, a baixa imunidade, ganho de peso ruim, etc.

Tudo isso pode se resumir a uma mesma origem: nós, mães, estamos preocupadas em formar campeões. O nosso maior desejo é que os nossos filhos sejam felizes e vitoriosos.

O que não deveríamos esquecer – porém, logo que engravidamos já esquecemos – é que, na verdade, todos nós já nascemos campeões. No momento da concepção, tivemos que disputar com milhares de espermatozoides a vaga no óvulo.

E adivinhe só? Nós vencemos! Portanto, o nosso potencial para vencer na vida é muito grande. Todos temos a mesma capacidade. E, para que esse potencial seja realizado em sua plenitude, precisamos apenas de amor, muito amor.

Gestação: plenitude e insegurança

Ainda durante a gestação, muitas vezes nos pegamos imaginando: "Como será essa pessoinha? Como ela vai reagir às coisas? Como será o temperamento dela? Como vai ser a voz dela quando crescer um pouquinho e começar a falar? Que experiências vamos ter juntos?"

Nós criamos a expectativa de ensinar tudo para ele, mostrar o mundo, ser a melhor professora de vida. E então caímos do cavalo! Porque a primeira grande lição que temos quando nos tornamos mães é que mais aprendemos do que ensinamos.

Os nossos filhos são caixinhas de surpresa, e a maternidade abre para nós um mundo inteiramente novo. Mas é um mundo maravilhoso. Eu acredito que se tornar mãe é o ponto mais alto da vida de uma mulher. É quando ela experimenta a maior doação que existe e consegue sentir o amor pleno, verdadeiro.

No entanto, muitas vezes, durante a gravidez, não nos sentimos plenamente felizes. Mesmo que quiséssemos um estado emocional melhor, para aproveitar e curtir a gestação de um jeito diferente, no fundo existe uma tristeza e muita insegurança.

Isso é comum e absolutamente normal.

A maternidade vem acompanhada da dualidade, dos dois polos de sentimento. Passamos com muita facilidade da tristeza para a alegria, do choro para o riso, da dúvida para a certeza. Não se estranhe por isso. É natural. Não significa que você não gosta do seu filho ou que não queira viver isso.

A maternidade nos põe diante de grandes mudanças, o que é assustador. Dar o primeiro passo é um pouco difícil. É um mundo totalmente desconhecido. Não sabemos o que vamos encontrar.

Nós somos responsáveis por uma vida – isso começa já com o bebê dentro da nossa barriga –, e essa é uma responsabilidade tão grande que nos faz questionar todos os nossos princípios e as nossas atitudes. Começamos a questionar toda a nossa vida. A maternidade é uma perfeita reconstrução, em todos os sentidos – físico, mental, emocional, espiritual. E é uma grande chance de a mulher entrar em contato consigo mesma, com suas sombras, com suas dificuldades e se tornar uma pessoa melhor.

Em seu maravilhoso livro *A maternidade e o encontro com a própria sombra*, Laura Gutman diz que não existe terapia melhor do que a maternidade e que, se soubermos aproveitar bem esse momento, vamos disparar anos-luz no nosso autoconhecimento.

Então, aproveite o seu momento, extraia dele tudo o que você puder para se tornar uma pessoa melhor, uma mãe melhor, e cumprir a sua jornada aqui neste mundo.

Parto: o momento tão esperado do nascimento

Eu acredito verdadeiramente que devemos tornar o nascimento do nosso filho um evento especial, pois é quando vamos nos conhecer e nossa família vai se unir.

Quando falo de um "evento especial", não tem nada a ver com uma festa cheia de gente, data e hora marcada. Não! Estou falando de *planejamento, amor e respeito*.

É essencial pensar um pouco sobre o nascimento, porque muitas vezes a mulher é levada a esse momento sem muita escolha, por algumas circunstâncias externas, como os sistemas de saúde, os planos, os médicos.

Independentemente do tipo de parto que você escolher ou precisar ter, saiba que existem alguns direitos e que isso é muito mais profundo do que uma simples lei, pois estamos falando de direito à vida. Não importa onde o seu bebê vai nascer, você pode fazer algumas escolhas, sim, porque está protegida pela lei. Então, é importante que você conheça os seus direitos, para que possa trazer o seu filho ao mundo da melhor forma possível.

Não sei se você concorda comigo, mas segurar um bebê de ponta-cabeça e dar um tapa no bumbum dele não é a melhor forma de recebê-lo no mundo. Eu gostaria muito que todas as crianças nascessem sorrindo, mas o parto, hoje em dia, saiu muito das condições naturais para os humanos. E também não acho que essa medicalização do parto tenha sido de fato uma boa ideia.

Imagine que o seu bebê está aí dentro do útero, dentro da sua barriga, num lugar escuro, quentinho, apertado, onde ele ainda não tem os movimentos amplos. A posição fetal, todo encolhidinho, faz com que as suas articulações estejam sempre fechadinhas. Então, o que acontece na hora do nascimento? Mal sai da barriga, o bebê é todo esticado, pendurado de cabeça para baixo. Esses músculos e articulações são forçados a se estender, mas esse corpinho não foi preparado para isso, ainda mais se for uma cesariana, porque o parto normal permite que esse corpinho se solte aos poucos para passar pelo canal do parto.

Além disso, dentro da barriga, o bebê não precisava respirar nem se alimentar. Todas as suas trocas eram feitas pelo cordão umbilical. De repente ele vem para esse mundo, sob a luz forte dos centros cirúrgicos, para o frio, pois quase sempre tem ar-condicionado, com um monte de sons diferentes das pessoas falando. E aí o cordão umbilical é cortado e ele é obrigado a respirar. Tenho a impressão de que deve doer muito inflar o pulmão pela primeira vez.

Imagine que você tem uma bexiga toda murchinha na sua mão. Para que ela comece a se inflar, é preciso soprar com força, fazer uma pressão. Imagino que seja mais ou menos assim com o pulmão de um bebê. Deve ser bem desconfortável, e talvez seja por isso que os bebês choram logo que nascem.

Mas, de todo modo, sempre chega a hora e eles precisam nascer! Que tal fazermos desse momento o melhor dentro de nossas possibilidades? Nunca ninguém descreveu tão bem o parto quanto o obstetra francês Michel Odent.

Ele defende a "mamiferação do parto", que seria um conjunto de ações que respeitam a integridade da mulher em seu instinto materno, possibilitando um nascimento respeitoso. Como somos mamíferos, a "mamiferação do parto" seria um resgate dessa nossa natureza. Odent preconiza que o bebê precisa ficar com a mãe assim que nasce e ser amamentado desde o primeiro momento.

E mesmo com as condições de parto que temos hoje em dia, podemos tomar algumas ações para que se respeitem as condições inatas da mulher.

Parto normal ou cesárea?

Sabemos muito bem que o Brasil é o país campeão de cesáreas no mundo. Não estou aqui para convencer você sobre o que é melhor ou mudar a sua escolha de parto.

Quero apenas fazer você pensar um pouquinho, porque muitas vezes essa escolha não é sua. Eu mesma escolhi ter parto normal, mas acabei passando por duas cesáreas, pois "não tive dilatação".

Não percebi isso no momento, mas hoje tenho certeza que o desfecho foi a cirurgia porque o meu médico era cesarista. Eu fiquei mais de dez horas em trabalho de parto e no fim ele não soube conduzir esse parto normal.

Até que chegou o momento em que ele me disse: "A partir de agora estamos arriscando a sua vida e a do bebê. Vamos para a cesárea". O que uma mãe em sã consciência faz nesse momento? Concorda, claro! E lá fui eu para a cesárea duas vezes.

Então, como aconteceu comigo, de repente essa escolha nem vai ser sua, mas é muito importante que você decida o que quer e pelo menos tente construir esse caminho. Claro que, se houver alguma intercorrência, como aconteceu comigo e com tantas outras mulheres, nesse momento você vai confiar no médico e deixar nas mãos dele.

Muitas mulheres têm medo do parto normal, por ouvir relatos de dor e de dificuldades. Mas o parto, quando ocorre naturalmente, não é difícil.

O parto que é feito hoje em dia é meio forçado, tanto que alguns médicos até usam a ocitocina para aumentar as contrações. No parto natural mesmo, o sistema fisiológico protege a mulher da dor, liberando endorfina no sangue. O nascimento ocorre sem intervenções e a mãe participa ativamente de todo o processo. Mas como ter um parto assim nas condições que temos aqui no Brasil?

Acredito de verdade que podemos extrair o melhor de cada situação. O meu objetivo aqui não é defender com unhas e dentes o parto natural, embora eu seja apaixonada por esse assunto e ache sinceramente que é esse o caminho. Eu não quero lhe impor o meu ponto de vista com relação a isso, porque sei que, dependendo do lugar em que você mora, das suas condições financeiras, do sistema de saúde que tem à sua disposição, essa ideia pode se tornar um tanto ilusória.

Porém, é de extrema importância que comecemos a tomar consciência disso, para que possamos dar alguns passos em direção à melhora. Não podemos simplesmente aceitar caladas o fato de que muitos médicos impõem a cesariana, deixando as mães sem escolha.

A minha intenção é fazer você entender que dá para transformar qualquer parto ou cesariana em uma situação agradável e de boas lembranças.

Na hora certa: a importância do trabalho de parto

Independentemente de via de parto, existe algo muito mais importante e que não vou abrir mão de falar: a necessidade de se esperar o trabalho de parto.

Se tem uma coisa da qual discordo veementemente é das cesarianas com hora marcada, que são feitas apenas por conveniência do médico. Só ele terá vantagem nisso. Quem deve dizer a hora de nascer é o bebê e ninguém mais. Ele sempre dá sinais de que está pronto.

Quando o pulmãozinho do bebê está apto a respirar, libera uma substância chamada surfactante que ativa a ocitocina, hormônio responsável por desencadear as contrações. Odent fala muito sobre a ocitocina, considerado o hormônio do amor. Ele diz que todos os bebês, antes de nascer, deveriam tomar um coquetel de ocitocina, um verdadeiro banho de amor. A ocitocina também é responsável pela descida do leite. É por isso que, em muitas mulheres que não esperam pelas contrações, o leite demora mais a descer.

Isso já pode ser um verdadeiro empecilho para a amamentação, porque possivelmente esse bebê vai receber uma fórmula no hospital e a primeira mamada dele será prejudicada. É na primeira mamada que o bebê aprende a sugar. E o melhor momento para ele aprender a mamar é justamente na primeira hora, quando tem seus reflexos de sucção muito mais ativos.

Eu espero que você pense seriamente sobre isso, que tenha uma conversa sincera com o seu médico a respeito dos seus desejos e decida junto com ele o que é melhor para você e para o seu filho. Recomendo que você faça um plano de parto para que possa seguir o que você escolher, mesmo que não cem por cento.

Amamentação na primeira hora

O tempo de espera para a primeira mamada é diretamente proporcional às dificuldades na amamentação. Quanto mais o bebê demora para mamar, mais difícil será introduzir o aleitamento.

A amamentação na primeira hora traz vários benefícios para o bebê, para a mãe e para que se conduza a amamentação dali para a frente.

Embora seja um conceito relativamente novo, já vem sendo bastante praticado. Para mim, não há jeito melhor de um bebê chegar ao mundo, porque, depois de todo o transtorno que é o parto, ele tem a oportunidade de se aconchegar no lugar mais conhecido para ele, que é junto da mãe.

Logo nos primeiros minutos depois do nascimento, é quando o reflexo neural de sucção do bebê é mais forte, pois ele está em estado de alerta total. Por isso, é o momento ideal para ele aprender a mamar. Além disso, o primeiro leite materno é riquíssimo em anticorpos, e, se perdermos esse momento, o bebê é privado da chance de ter essa imunização natural ainda na sala de parto.

Em seguida, o bebê vai ser manipulado, pesado, limpo, e vai entrar naquele estado de letargia posterior ao estresse, quando acaba adormecendo, por conta do cansaço de todos esses procedimentos.

Normalmente, quando os hospitais não têm essa prática de pôr o bebê para mamar logo na primeira hora e ainda na sala de parto, mais tarde, quando ele chega para a mãe, já tomou banho, já está vestido e sonolento. Aí, ao ser posto para mamar, o recém-nascido não responde. Ele acabou perdendo o forte instinto daquele primeiro momento do nascimento.

É quando começam os nossos problemas. Muitas vezes, se o bebê não conseguiu mamar, a enfermeira o leva de volta ao berçário e acaba dando fórmula infantil. Esse processo pode ser feito de duas formas. A primeira delas, e a mais aceitável em caso de necessidade, é no *copinho*. O bebê é segurado em posição quase sentada, e o copinho é aproximado da boquinha dele. Dessa forma, ele vai puxar o leite com a língua, como se fosse um gatinho. Não haverá sucção e, por isso, não se prejudica todo o caminho da amamentação.

A segunda forma é na *mamadeira* e, nesse caso, a amamentação pode ficar definitivamente comprometida, pois o bebê faz confusão de bicos. Quando a criança mama no peito da mãe, movimenta mais de 20 músculos da face e do pescoço coordenadamente. Com a mamadeira, outros grupos musculares são usados, portanto, é outro padrão de sucção. Isso dificulta que o bebê aprenda a mamar depois.

Então, não permita de jeito nenhum que deem bicos artificiais ao seu filho na maternidade, pois isso vai acabar comprometendo muito o resultado da amamentação e quem vai sofrer serão você e seu bebê em casa. Além de tudo isso, a fórmula infantil contém proteína pesada, e o bebê não tem as enzimas prontas para digeri-las, então vai dormir por mais tempo ainda e, cada vez que se adia a primeira mamada, mais se aumenta a dificuldade desse aprendizado.

Por que a amamentação na primeira hora é tão importante?

Ela pode reduzir em até 22% a taxa de mortalidade infantil em neonatos. Só isso já seria motivo mais do que suficiente para a indicação dessa prática. Ela é boa para a mãe e para o bebê, tanto no vínculo afetivo quanto na saúde física dos dois.

Ajuda na contração uterina, diminuindo o risco de hemorragia no pós-parto.

Fortalece o vínculo e é o momento perfeito para o bebê aprender a mamar, aproveitando o estímulo neural de sucção com o qual ele nasce.

Ainda assim, não é uma prática tão recorrente, pois só agora a ciência e os médicos despertaram para isso. Mas você pode cobrar isso da maternidade. Podem alegar muitas coisas para você, que ele não mama, que não vai conseguir pegar, que você passou por uma cesárea e por isso não vai conseguir levantar a cabeça e enxergar o bebê, etc. Nada disso importa. Mesmo que ele não faça uma sucção tão efetiva, o simples contato pele a pele e a proximidade com a mama já são importantes para ele saber o caminho depois. É como se, mais tarde, ele voltasse para algo conhecido, assim a amamentação não se torna tão difícil.

Lembro-me que, quando o meu primeiro filho nasceu, enquanto terminavam os cuidados comigo, o pediatra o pôs no colo do pai, e o instinto de sucção era tão grande e forte que ele começou a sugar o braço do meu marido, que chegou a ficar roxo, com uma marquinha da boquinha do bebê. Logo depois, o Felipe veio para o meu peito, já abocanhou e conseguiu mamar muito bem.

Essa prática é muito importante também para a saúde da mãe e é possível mesmo que você tenha passado por uma cesariana. Alguns hospitais têm resistência, mas seja firme, pois é um direito seu.

Teoria da Extero-Gestação: o quarto trimestre

De acordo com antropólogos, depois que a espécie humana evoluiu e passou a ser bípede, muita coisa mudou. Andar reto e caminhar com os dois pés fez com que a nossa bacia ficasse mais estreita e, por conta disso, os bebês passaram a nascer mais cedo, enquanto a cabecinha deles ainda podia passar pela bacia sem tantos riscos. O resultado foi que os seres humanos passaram a nascer antes de estarem totalmente prontos e maduros.

Sabemos que, comparados a outros mamíferos, nascemos bastante "atrasadinhos". Como o chimpanzé recém-nascido, que é muito mais comunicativo do que um bebê humano. Outro exemplo é o bezerro, que nasce e já sai praticamente andando.

O bebê humano é molinho, não sustenta a cabeça, não tem coordenação motora, passa grande parte do tempo dormindo e é praticamente cego – tudo isso porque o cérebro do recém-nascido ainda está em desenvolvimento. Somente as partes mais primitivas do cérebro, aquelas responsáveis pelas atividades que não controlamos conscientemente (os reflexos e as atividades autônomas, como respirar e digerir), estão prontas.

É aí que entra a Teoria da Extero-Gestação, apresentada pela primeira vez pelo antropólogo Ashley Montagu e, mais recentemente, popularizada pelo pediatra americano Harvey Karp, que chamou esse período de quarto trimestre. A diferença entre as teorias é que a primeira fala de nove meses de gestação continuada, ao passo que Karp prega apenas mais três meses.

Como o próprio nome sugere, a Teoria da Extero-Gestação diz que a gestação continua após o nascimento. Uma parte da gestação dos bebês humanos seria conduzida fora do útero e, nessa fase, aconteceria o momento de reconhecimento e apego entre a mãe e o filho.

Segundo a teoria, o desenvolvimento cerebral do recém-nascido seguiria, mas com a necessidade de amor – uma característica da raça humana. O bebê pode ter alimento e tudo mais, porém, se não tiver o contato físico e o amor, ele não sobrevive.

O fato é que nossos bebês são extremamente dependentes, indefesos, pois não estão prontos. E como isso se reflete na prática?

Para atender a todas as necessidades desse bebê, devemos tentar reproduzir o ambiente intrauterino. Quanto mais ele tiver sensações parecidas com o ambiente de dentro do útero, melhor e mais gradativa será sua adaptação. A seguir vamos falar de algumas das necessidades dos bebês.

TOQUE

O contato pele com pele é fundamental, porque o tato é o primeiro sentido a se desenvolver. É o mais primitivo que temos, junto com o nosso equilíbrio, e por isso o bebê precisa ser acariciado, carregado, beijado e massageado sempre que possível. Estar nos braços da mãe ou do pai é aconchegante para o bebê, e ele se sente muito seguro assim. Aquela ideia de que bebê não pode ficar no colo porque fica mal-acostumado está completamente desatualizada.

Estudos recentes mostram que bebês que têm contato pele a pele por mais tempo com a mãe regulam melhor os batimentos cardíacos, a temperatura corporal, são menos estressados, choram menos e engordam mais.

Por isso que gosto muito de um acessório chamado *sling*. Trata-se de uma faixa de tecido larga, comprida e resistente, que você amarra de diversas formas diferentes para prender o bebê. As índias já tinham o hábito de levar os bebês amarrados junto ao corpo delas, e temos muito a aprender com isso.

Existem diferentes tipos de *sling*, como o de argola, o *wrap* e o *fast wrap*. Eles são modernos, lindos e muito práticos. Além de ajudar nesse contato e facilitar a amamentação em livre demanda, eles deixam a mãe com as mãos livres, de modo que ela pode fazer diversas atividades sem precisar se separar do seu bebê.

Recomendo fortemente que você pesquise mais sobre *slings*, encontre um fornecedor de confiança e o modelo que mais se adapte a você.

Além disso, esse contato corporal alivia bastante as cólicas do bebê. Você sabia que o Brasil é o país onde os bebês mais têm cólicas? Existem lugares em que os bebês quase não sofrem de cólica, e se descobriu que nesses lugares o bebê ficava muito em contato com a mãe.

Aqui, nós estamos acostumados a deixar o bebê dormindo no carrinho, no bercinho, um lugar frio que não tem calor humano, e achamos que é ali que ele tem de ficar e se acostumar.

Mas talvez essa não seja a melhor ideia para o início da vida. O bebê deve ser muito bem aconchegado, muito bem recebido, pois isso vai fazer uma diferença enorme para o resto da vida dele.

SONO

Você pode até achar que não, mas os bebês recém-nascidos dormem muito – cerca de dois terços do dia! De nada adianta tentar impor uma rotina de sono nessa fase de vida. O cérebro do recém-nascido não está capacitado para esse tipo de lição e, por ele estar em rápido desenvolvimento, o melhor é deixar que ele durma quando quiser. Quem dita a hora do sono do bebê é o cérebro dele.

Pessoalmente, não vejo muito sentido em colocar um recém-nascido para dormir sozinho num quarto à noite. Até mesmo por uma questão de praticidade. Esse bebê vai acordar bastante durante a noite, para mamar ou simplesmente porque é o natural para ele, e o fato de estar em outro quarto só vai acabar desgastando a mãe. Faça como grande parte da população mundial e leve seu bebê para o quarto com você, num moisés, num bercinho ou no carrinho mesmo. O importante é dormir o mais perto possível do bebê.

Muitas pessoas são a favor da cama compartilhada. Essa é uma opção que tem de ser pensada com um pouco mais de cuidado. Existem muitos psicólogos que ainda são contra, mas também existe uma linha de pensamento que é totalmente a favor. Acredito que essa decisão precisa ser do casal. É necessário discutir até que ponto isso pode prejudicar a relação a dois, inclusive a vida sexual, e estabelecer as suas regras.

ALIMENTAÇÃO

No útero, o bebê recebia nutrientes através do cordão umbilical, então não tinha horário para comer. Tentar impor uma rotina logo que ele nasce não é bom para você nem para o bebê, e simplesmente não funciona.

Muitos pediatras indicam desde as primeiras mamadas que elas sejam feitas com horários estabelecidos

– a cada duas ou três horas por exemplo. No entanto, o cérebro do recém-nascido está em desenvolvimento, e em função disso é praticamente impossível manter uma rotina de sono e alimentação nesse momento. Claro que depois que o bebê for se desenvolvendo, amadurecendo, aí, sim, dá para impor alguns horários, algumas regras, mas o pós-parto não é o momento para isso.

O cérebro dele está a todo vapor, "programado" para sentir fome, porque esse é instinto sutil da sobrevivência. O mais certo é amamentar o bebê sempre que ele quiser, em *livre demanda*.

BARULHOS

Quem acha que o útero é um lugar silencioso, onde reina a paz, está muito enganado!

Sons de todos os tipos passam pelas paredes do útero, por isso bebês gostam de barulhos repetitivos, como o som de um secador de cabelo, aspirador, rádio fora de sintonia ou aquele chiadinho que fazemos instintivamente para acalmar um bebê: "*shhh*".

Acima de tudo, o som favorito dos bebês é o da voz da mãe. Por isso, é importante conversar com o bebê, cantar para ele. A sua voz é um som conhecido e, para ele, a melhor melodia que existe.

EMBALO

Mais uma vez, o nosso comportamento instintivo de balançar o bebê também é uma reprodução da vida intrauterina. Não estamos falando de chacoalhar o bebê, mas de balançá-lo de leve. Eles estão acostumados ao caminhar da mãe, por isso, ao serem embalados, têm lembranças de dentro do útero.

Mais uma vez o *sling* pode ser um grande aliado. Invista nele e saia para fazer uma caminhada, dance ou até mesmo cuide das tarefas da casa.

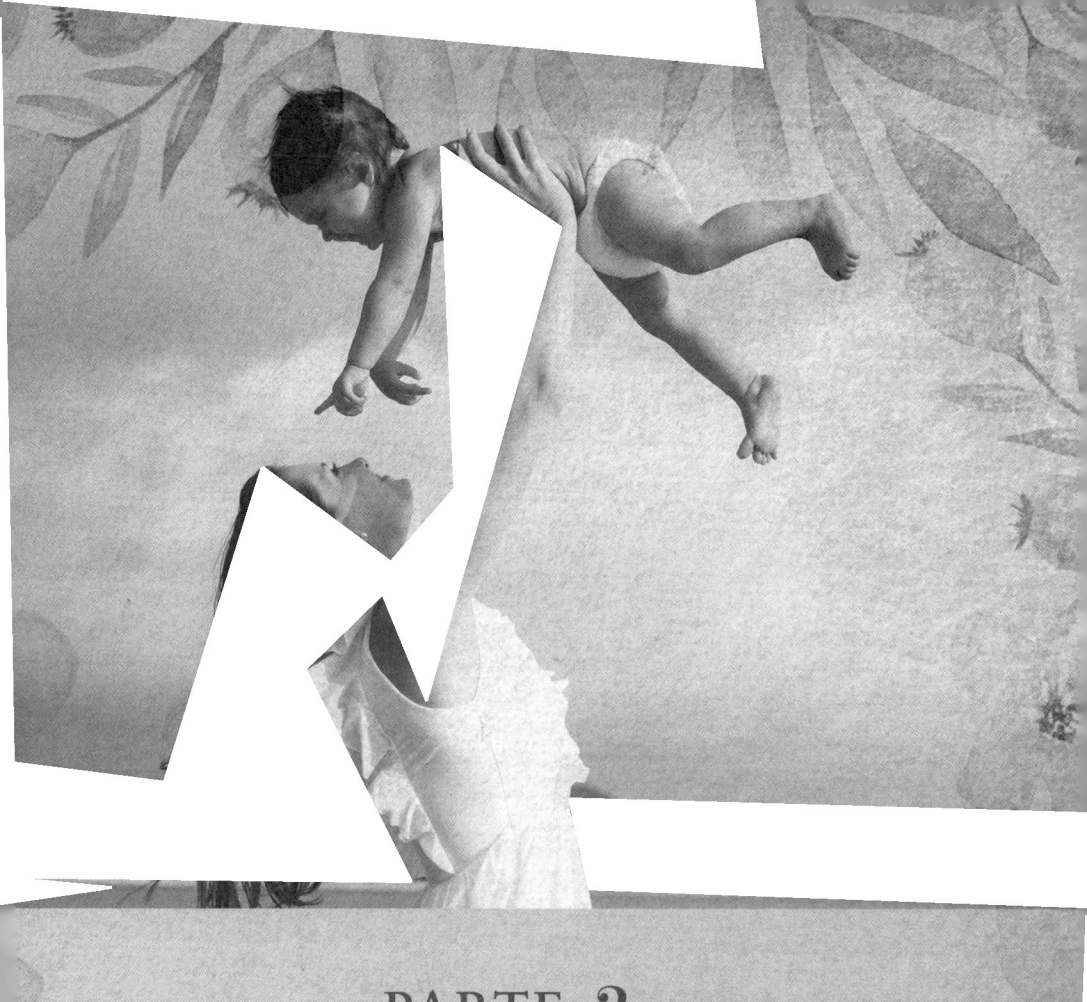

PARTE 2.
Amamentação

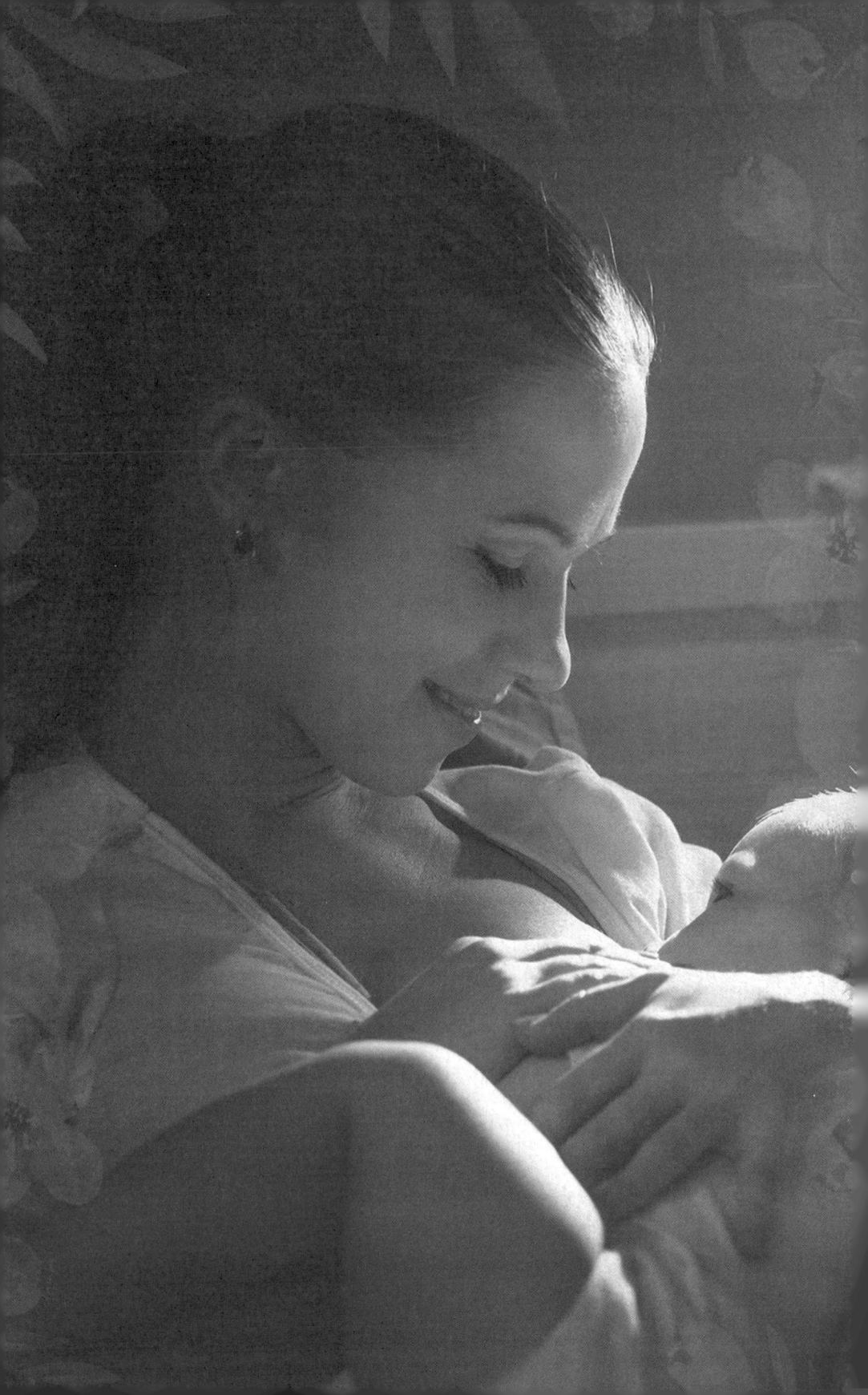

CAPÍTULO 4.
Amamentação e contexto histórico

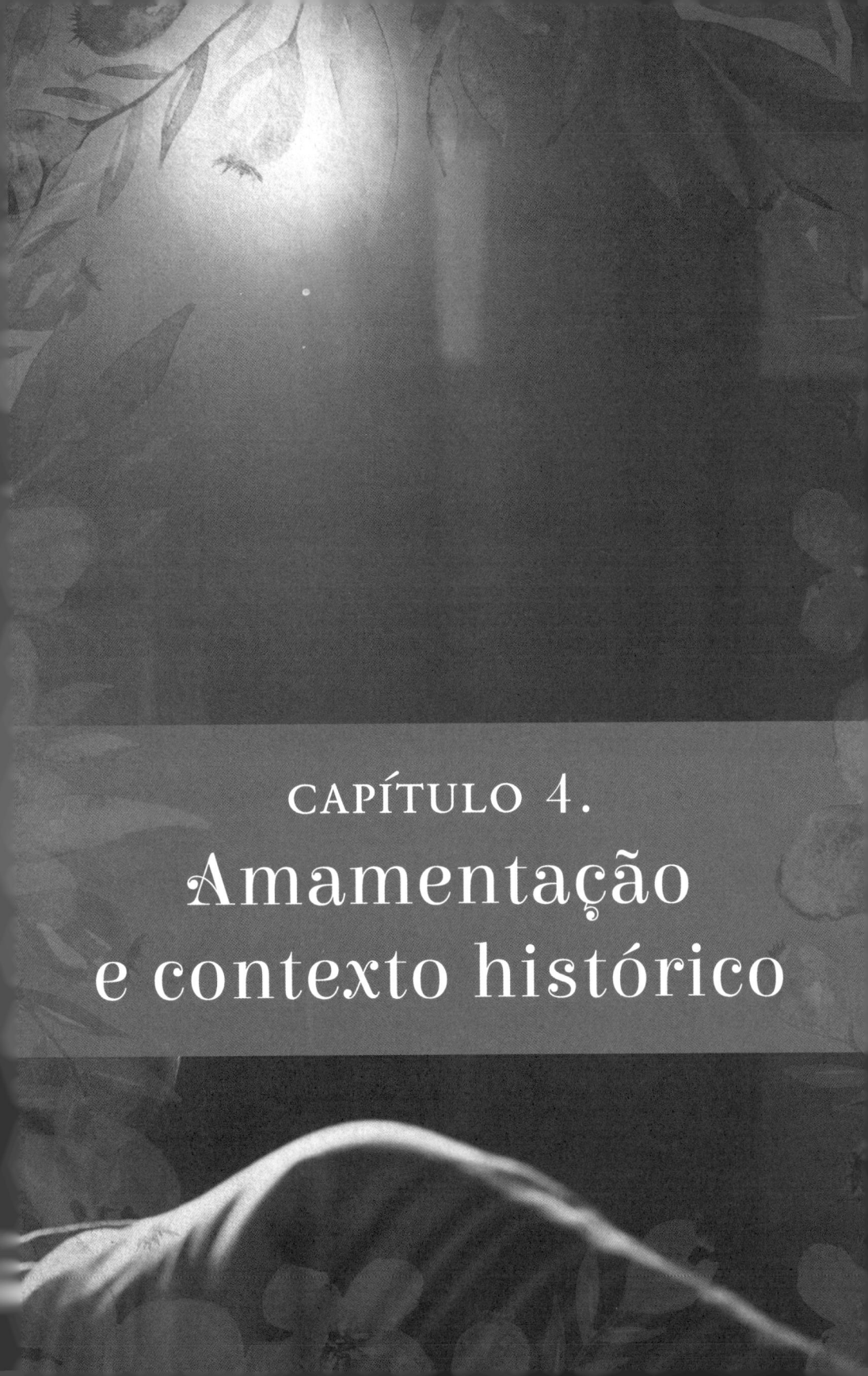

POR QUE NÓS, MULHERES, NÃO SABEMOS mais amamentar? Em que momento da história e da evolução humana isso aconteceu? Como resgatar esse instinto tão natural?

Antes de começarmos a falar das técnicas de amamentação, é fundamental que você olhe para alguns conceitos, a fim de entender o contexto em que estamos inseridos e começar a mudar alguns paradigmas. De nada adianta a técnica sem a construção do aprendizado e de uma nova consciência.

A vontade de amamentar não pode ser imposta por alguém de fora. Ela precisa brotar de dentro do seu coração. E justamente por isso é tão importante olharmos para o passado e entendermos o que aconteceu com a amamentação através dos tempos. Só assim você vai perceber o quanto de manipulação houve e poderá sedimentar dentro de você esse desejo de fazer diferente e amamentar o seu filho.

Mesmo com a ciência provando todos os benefícios do aleitamento materno, ainda somos bombardeados pelas indústrias e, inconscientemente, seguimos com a manada, trilhando, mesmo sem querer, o atalho do desmame.

Como desaprendemos a amamentar?

Ao longo da história, o caminho percorrido pela amamentação nunca esteve ligado apenas a questões de saúde, mas também à modulação social e a interesses econômicos – ou seja, a oportunidade de obter lucro a qualquer preço.

Muitos estudos foram feitos a fim de se tentar entender um pouco as causas determinantes para o desmame. Diante da pergunta "por que você não amamentou?", a maioria das mulheres dava uma das seguintes respostas:

– *Porque meu leite era fraco.*

– *Eu não tinha leite suficiente.*

– *Meu bebê não pegou.*

– *Não tenho bico.*

No entanto, nenhuma dessas respostas é um obstáculo real à amamentação. O que elas mostram é falta de orientação e erro de técnica. Todas essas questões poderiam perfeitamente ser prevenidas e contornadas, bastando para isso a aplicação da técnica correta.

Entre as respostas anteriores, a que ganhou de lavada foi a do leite fraco. No entanto, as disfunções lacto-mamárias, que são problemas reais para a mulher não ter leite ou ter muito pouco – como hipogalactia, por exemplo –, são muito raras. Então, para compreender por que tantas mulheres dão a mesma justificativa para o fato de não terem amamentado, precisamos entender um pouco como a sociedade representou a amamentação ao longo da história.

A AMAMENTAÇÃO NA MITOLOGIA

Já na mitologia grega aparecem relatos sobre a amamentação, e um deles conta sobre o surgimento da Via Láctea. Quando Hércules nasceu, para que se tornasse imortal, teria de ser amamentado por Hera, esposa de Zeus. A criança foi levada até o seio de Hera, que dormia. Mas ela acordou e, assustada, empurrou o bebê, fazendo com que o leite esguichasse e escorresse pelo céu, deixando um rastro – e foi assim que se formou a

Via Láctea. O bebê não ingeriu leite suficiente para se tornar imortal, mas ganhou força descomunal e uma resistência sobre-humana.

A Bíblia também faz referência à amamentação, e há várias representações de suas passagens que mostram Maria amamentando o menino Jesus. Uma das passagens da Bíblia diz assim: "Desejai ardentemente como crianças recém-nascidas o leite genuíno, não falsificado, para que por ele vades crescendo".

DESCOBRIMENTO DO BRASIL

Vamos dar um salto no tempo e falar do descobrimento do Brasil, que foi quando o Brasil importou o desmame.

A carta de Pero Vaz de Caminha ao rei de Portugal contém o que certamente pode ser considerado o primeiro relato sobre amamentação em nossos país. Caminha descreveu as índias da seguinte forma: "(...) com um menino ou menina ao colo, atado em um pano (não sei de quê) aos peitos..."

Esse trecho da carta demonstra um estranhamento diante da prática da amamentação, indicando que ela não era comum na Europa. Está aí o primeiro embate cultural em torno da amamentação.

Sabemos que o aleitamento era cultivado pelos povos indígenas, pois esse dado é compatível com a saúde dos índios. Os índices de mortalidade infantil eram baixíssimos nas tribos. Para os índios, o regime alimentar acompanhava o desenvolvimento da marcha. Na fase do colo, os bebês tinham a sua alimentação restrita ao peito da mãe. Eles só conheciam outro tipo de alimento quando a mãe percebia que as crianças estavam interessadas.

A mãe nunca estimulava o apetite da criança. Apenas deixava uma massinha de milho na mão do filho e, se ele quisesse, levava à boca. O alimento ficava ao seu alcance, mas ele só experimentava quando se sentisse pronto. Isso é muito parecido com a técnica de introdução alimentar BLW, que explico com detalhes no curso *Introdução Alimentar sem Neuras*. Saiba mais em: *www.sintoniademae.com.br/curso-introducao-alimentar-sem-neuras-livro*.

Assim, nas tribos, a criança começava a comer a comida dos adultos, mas sem abandonar o peito. A amamentação se prolongava por mais ou menos dois anos.

Conforme o bebê ia se distanciando fisicamente da mãe, por conseguir andar sozinho sem precisar de ajuda, automaticamente ia se desinteressando pelo peito. Começava a sair com o pai, brincar longe da mãe, e acabava mamando cada vez menos.

O trabalho materno nunca foi impedimento para o aleitamento nas tribos. Apesar de a mulher indígena ter uma carga de trabalho muitas vezes superior à do homem, elas usavam uma espécie de tipoia (parecida com os *slings*) para carregar o bebê. Desse modo, conseguiam conciliar seu duplo papel de mãe nutriz e mulher trabalhadora.

Outra coisa interessante de ressaltar é que, mesmo com todo o esforço de pesquisa e exaustiva revisão da literatura, não foi possível encontrar nenhum registro que sugerisse a utilização de leite de outros animais na alimentação indígena. O aleitamento materno era a regra.

Até que chegaram os colonizadores e, em sua bagagem, trouxeram o desmame, a desnutrição e a mortalidade infantil.

Para os portugueses, a amamentação era algo primitivo, não apropriado ao homem civilizado. A amamentação não era tarefa digna de uma dama das cortes europeias. E esse comportamento da classe dominante era copiado pelas classes mais baixas também.

Em Lisboa, a amamentação mercenária já era uma prática comum. Havia ali a figura das saloias, a primeira versão das amas de leite, que eram camponesas da periferia que amamentavam os filhos das mulheres das classes dominantes.

Aqui no Brasil, as índias foram as primeiras saloias, mas não aceitaram muito essa prática. De acordo com a cultura e os costumes dos índios, isso não estava certo, e a utilização das mulheres indígenas como saloias acabou não vingando.

Com o aumento da urbanização e a chegada dos escravos, surgiram amas de leite ou as mães pretas de aluguel. Alguns senhores de escravos chegaram a admitir que criar ama de leite era ainda mais rentável do que plantar café.

Então, esse foi o início da estratégia cultural e comercial envolvendo alimentação lactente, antes mesmo da chegada dos leites industrializados, o que mostra como a busca por lucro à custa do aleitamento materno é histórica.

SÉCULO XIX – MEDICINA HIGIENISTA

O século XIX foi marcado pela consolidação do novo papel da medicina. O advento da medicina higienista ampliou o domínio da medicina para além da preocupação com o corpo. Começou a surgir uma preocupação com a alimentação, com as condições sociais, ambientais, o comportamento humano e a busca de soluções para os problemas.

Um dos problemas mais graves dessa época era a altíssima taxa de mortalidade infantil. Assim, o período foi marcado pela reformulação de regras rígidas para as famílias, com a intenção de remodelar o comportamento delas em favor da saúde das crianças. O discurso era o de que a mãe era a responsável pela saúde do filho, portanto precisava amamentá-lo.

Com tantas regras, claro que começaram a surgir também as exceções. Registros de 1869 revelam que certos grupos de mães não conseguiam amamentar porque tinham pouco volume de leite e era um leite fraco, que não saciava com facilidade. Não demorou nada para as exceções virarem a regra.

Essas mulheres tinham desaprendido a amamentar. E por quê? Quem sabe por não terem tido uma referência, um modelo a seguir, alguém que transmitisse a experiência. Talvez essas mães nunca tivessem visto de perto outra mulher amamentando, e os médicos sabiam menos ainda. Elas recorriam a esses profissionais em busca de ajuda, mas eles também não tinham resposta.

Se até hoje existem muitos médicos que não sabem como posicionar o bebê, como fazer a ordenha, como avaliar a mamada, imagine como era a situação naquela época, ainda mais que, na medicina, os homens eram a maioria esmagadora!

A incapacidade de amamentar, quando tornada pública, inferiorizava a mulher perante a sociedade, como se ela não fosse capaz de cumprir com seu dever sagrado.

Assim, era preciso de um novo vetor social que assumisse a culpa. E qual foi ele? Sobre o que recaiu a culpa? O leite fraco!

A INDUSTRIALIZAÇÃO

Com o início da industrialização, as mulheres partem para o mercado de trabalho, então a situação fica ainda mais desfavorável à amamentação.

Junto com a sociedade de consumo, chegaram também as mamadeiras, que, na época, eram símbolo de modernidade. Ao mesmo tempo, começam a surgir, importadas da Suíça, as primeiras latas de leite condensado.

Essa combinação resultou em uma alternativa terapêutica para a incapacidade de amamentar. Era tudo o que todos precisavam!

As indústrias de leite em pó começaram a usar os profissionais da área de saúde – principalmente os médicos – como seus promotores. E criaram incríveis estratégias de marketing.

Algumas propagandas das décadas de 1950 e 1960 mostram o incentivo do médico, o marketing, a exaltação da pureza do leite industrializado e o seu elevado teor de vitaminas, o que o tornava um produto muito indicado para a alimentação infantil na falta do leite materno.

Realmente, esses comerciais tentavam convencer as mães de que o leite delas não era bom. Além disso, socialmente, era um fator de orgulho poder comprar o leite em pó. Inclusive era muito comum tirar uma foto da criança com todas as latas de leite consumidas. Isso mostrava poder aquisitivo e como a criança era saudável.

MUDANÇAS NAS PERCEPÇÕES SOCIAIS

Só a partir da década de 1980, começou a ocorrer uma valorização da amamentação pela sociedade. Isso se deu porque os estudos científicos foram unânimes quanto às vantagens do aleitamento e mostravam que o leite materno era um alimento insubstituível. O avanço científico nos permitiu entender melhor as propriedades do leite materno por meio de várias pesquisas, que confirmaram como ele era importante.

A partir da década de 1990, começaram a surgir políticas públicas de promoção ao aleitamento materno. As taxas de mortalidade infantil melhoraram muito de lá para cá, mas ainda há um longo caminho a ser percorrido. Hoje o Brasil é referência em amamentação. Mesmo assim, muitas crianças ainda ficam sem aleitamento materno durante os primeiros meses de vida.

Também é curioso observar uma inversão do comportamento histórico. Se, antes, as damas da sociedade não achavam que a amamentação era uma tarefa digna, hoje são justamente as mães de maior nível cultural e das classes mais altas que amamentam mais.

Agora, a tendência é que as classes mais desfavorecidas comecem a espelhar esse comportamento. Então, temos a esperança de que estamos no caminho!

É preciso fazer a nossa parte nessa história, nos informando, tendo consciência das nossas ações para que não sejamos levadas por propagandas – como, por exemplo, a dos bicos de mamadeira que prometem ser "iguais ao seio materno". Nós não caímos mais nessa.

Afinal, já sabemos como esse tipo de marketing funciona e como ele está enraizado desde os primórdios da nossa história. Não podemos mais nos deixar enganar por publicidade de produtos.[1]

Algumas campanhas de políticas públicas atuais usam a figura de artistas e pessoas famosas para a promoção do aleitamento materno. Esse tipo de campanha tem funcionado muito bem e é uma iniciativa bastante favorável ao cenário da amamentação.

Qual é a nossa parte neste contexto? Acredito que cada uma de nós também precisa se posicionar e assumir o seu papel de nutriz, de apoiadora e de promotora do aleitamento materno. A sociedade do futuro depende muito de nós e da postura que adotamos, da forma como criamos os nossos filhos e dos exemplos que damos a eles.

---

[*] Este capítulo foi baseado nos estudos de João Aprígio Guerra de Almeida.

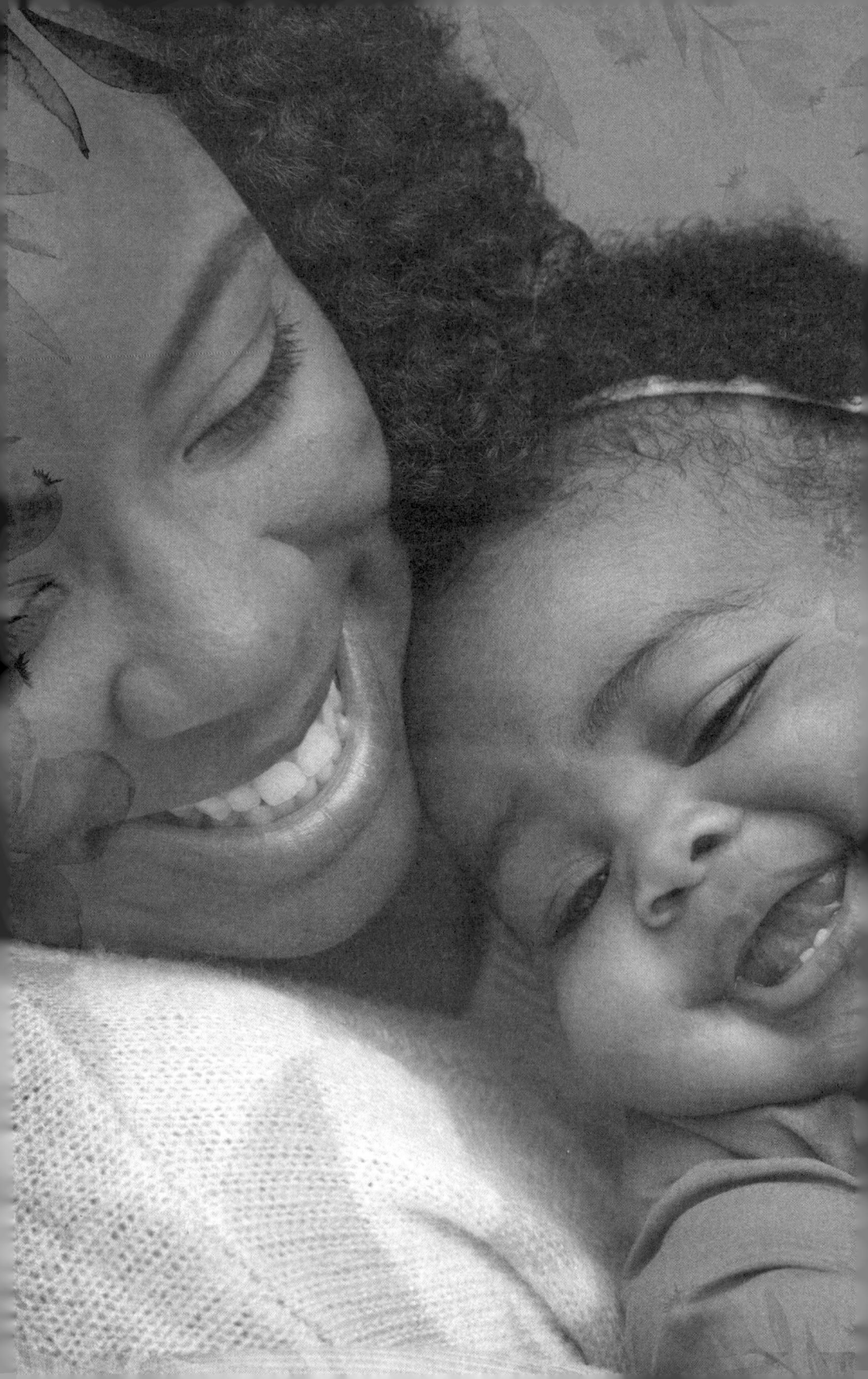

CAPÍTULO 5.
Por que amamentar?

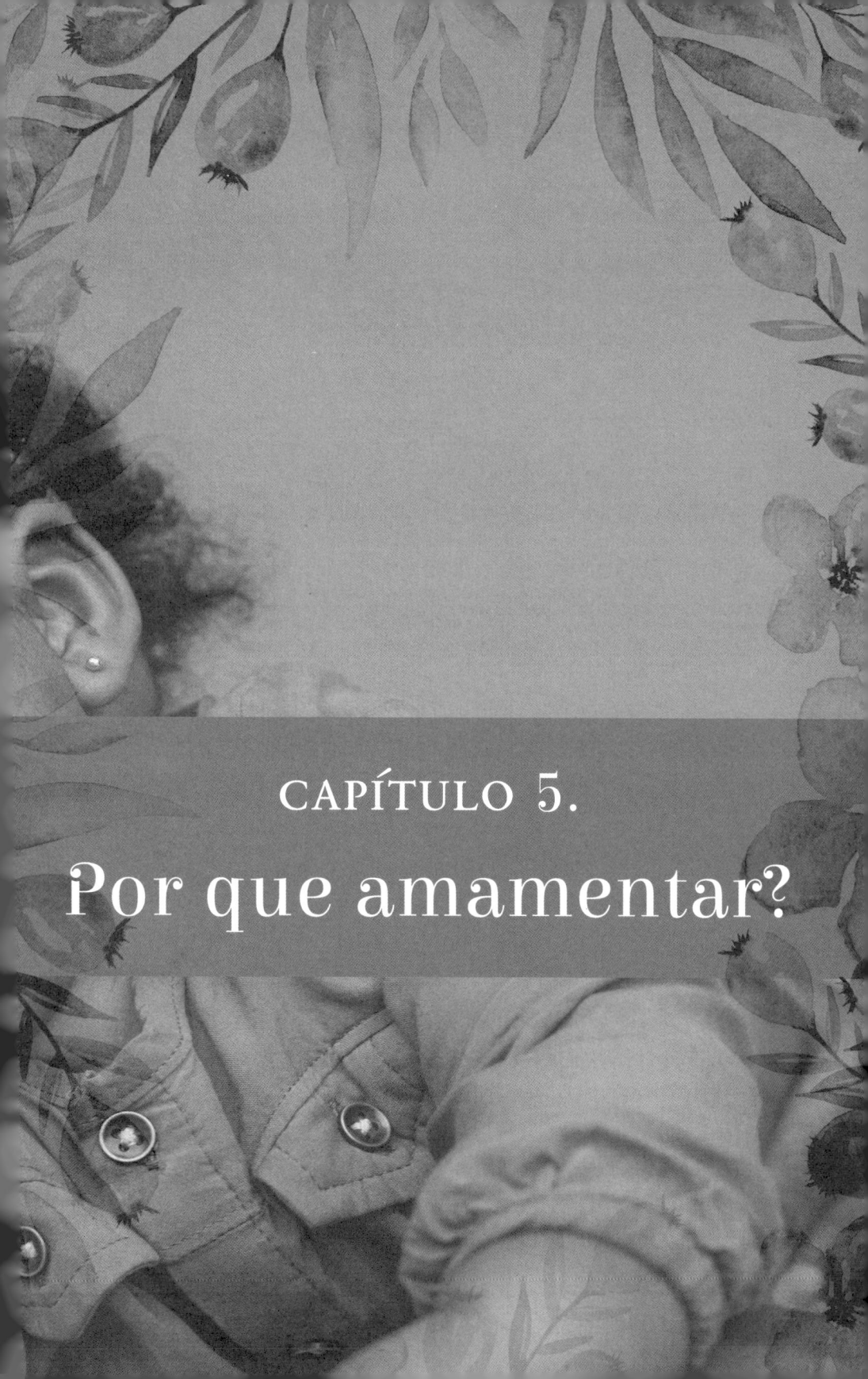

Eu poderia ficar dias escrevendo sobre os motivos pelos quais você deveria amamentar e, ainda assim, não conseguiria lhe dizer todos os ganhos que o aleitamento materno pode trazer para você e o seu filho.

Por mais que já tenham sido muito estudadas, nem todas as vantagens da amamentação são conhecidas ainda. Eu acredito que existem inúmeros benefícios impossíveis de descrever, eles vão muito além do nosso entendimento.

Assim, das vantagens conhecidas, uma das maiores é a *formação do vínculo* entre a mãe e o bebê. Saiba que essa cumplicidade vai acompanhar vocês para o resto da vida, e não só no momento da amamentação.

Agora, do ponto de vista físico, eu vou lhe mostrar que há vantagens tanto para o bebê quanto para a mãe.

Vantagens para o bebê

– *A amamentação desenvolve a inteligência*, porque o leite materno tem componentes que fazem com que os neurônios formem mais ligações. A proteína do leite materno é responsável pela formação da bainha de mielina nos neurônios. Como o bebê humano não nasce totalmente desenvolvido, para que seu cérebro termine de se desenvolver fora da barriga da melhor forma possível, é essencial que esses componentes do leite estejam presentes. Já foi provado cientificamente que os bebês que mamam exclusivamente no peito são mais inteligentes que os bebês que não mamam.

– *Facilita a relação com as pessoas*. O vínculo que se forma com a mãe vai servir de referência para todas as outras relações dessa criança. Com o aleitamento materno, satisfazemos toda essa necessidade oral de sucção que está muito relacionada com as emoções, formando uma forte base emocional. Dessa forma, a relação que essa criança terá com outras pessoas no futuro será muito melhor, pois esse "prédio dos relacionamentos" foi construído num terreno firme.

– *Melhora o desenvolvimento psicomotor e social*. Todo o estímulo de coordenação motora é muito trabalhado no momento da amamentação. E também o desenvolvimento social.

– *O leite materno contém endorfina*, o hormônio do bem-estar. Isso pode ajudar a acalmar as cólicas do bebê e qualquer outro tipo de dor que ele possa vir a manifestar. Por conta da endorfina, costumo dizer que o bebê que mama no peito é mais feliz.

– *Alimentação Padrão Ouro*. Não existe outro tipo de alimentação melhor para uma criança iniciar a sua vida que o leite materno. É padrão ouro mesmo, não há dinheiro que compre.

– *Desenvolve o paladar*. O sabor e o aroma do leite materno mudam de acordo com o que a mãe ingere. De acordo com isso, o bebê terá registrado em seu cérebro uma amplitude de paladares. Desse modo, quando for se alimentar, já conhecerá esses aromas e sabores, e a aceitação dos alimentos vai ser muito mais fácil. Se a mãe tiver uma alimentação saudável, natural, com o prato bem colorido, o padrão alimentar da criança também será melhor, e os benefícios se estenderão pela vida afora. Se a criança já começa a ter uma alimentação boa no início da vida, a chance de desenvolver doenças causadas por maus hábitos alimentares é muito menor. Por sua vez, a criança que mama o leite industrializado na mamadeira sente o mesmo gosto todos os dias. Ela não tem a mesma variação do cardápio de uma criança que mama no peito da mãe. Assim, quando crescer, ela vai gostar de arroz e batata frita, porque não possui uma amplitude de paladar com essa diversidade de sabores. E quando a criança começa a se alimentar num padrão errado, maior é a probabilidade de ter problemas de saúde relacionados a isso, como obesidade, colesterol e triglicérides com níveis altos. Então, é preciso cuidar desde cedo, e a amamentação favorece muito isso.

– *Contribui também para diminuir o risco de obesidade na vida adulta.* Os motivos disso estão intrinsecamente ligados a essa variedade de sabores e à boa introdução alimentar. Quando uma criança mama no peito e é gordinha, isso não representa problema, porque a gordura do leite materno é uma gordura boa. O bebê pode mamar o quanto quiser que não vai ter aumento no número de células gordurosas.

– *O leite materno é isento de bactérias.* Isso é uma tranquilidade para a mãe. Quando damos mamadeira, temos que esterilizá-la, assim como o bico, além de nos preocuparmos se a água é realmente boa. Se vamos viajar, temos de levar água – um trabalhão. Conheço o caso de uma criança que foi contaminada pela água na qual foi misturado o leite em pó. Mesmo sendo água mineral, o bebê foi contaminado e quase morreu. Em função disso, o aleitamento materno dá uma grande segurança. Ele não tem bactérias, não estraga, não azeda e está sempre ali prontinho e na temperatura ideal para quando a criança quiser mamar.

– *O leite materno contém fatores anti-infecciosos, fator bífido e anticorpos.* Com isso, protege o organismo das crianças, a flora bacteriana intestinal, e melhora a associação de todos os nutrientes e vitaminas. Ele também protege contra gripes e resfriados e todos esses bichinhos com os quais as crianças podem entrar em contato durante a vida.

– *Promove o perfeito crescimento e desenvolvimento das estruturas buco-faciais.* Quando a criança mama no peito da mãe, movimenta simultaneamente, de forma coordenada e harmônica, mais de 20 músculos da face e do pescoço. Um exercício perfeito para que a face da criança cresça em harmonia. Quanto mais ela faz esse exercício, mais a forma do seu rosto se torna mais favorável para cumprir sem problemas as funções de respiração, mastigação, deglutição e fala. Muitas pessoas falam que o hábito de usar chupeta e mamadeira entorta os dentes. Mas o problema vai muito além disso, podendo prejudicar o desenvolvimento ósseo muscular.

– *Protege contra as cáries.* O bebê que mama no peito não tem cárie, pois o leite materno tem fatores de proteção contra esse problema dentário. Se uma criança que está sendo aleitada desenvolve cárie pode apostar que na dieta dela existem outros alimentos que são cariogênicos. No caso de a criança ter essa doença, não é a melhor alternativa tirá-la do peito. Ela pode continuar mamando, mas precisa haver um ajuste nos hábitos de higiene e alimentação.

– *Ajuda a evitar alergias.* A criança que entra em contato com a proteína do leite de vaca muito cedo pode desenvolver um processo alérgico. Quanto mais cedo esse leite for introduzido, maiores serão as chances de essa criança desenvolver alergia, porque a proteína é algo estranho ao organismo dela, então ele vai se proteger.

– *O leite materno é perfeito para o bebê prematuro.* Você sabia que o leite das mães de prematuros é diferente? Ele é totalmente adequado a esses bebês. Muitos bebezinhos que nascem antes do tempo não têm força para fazer a sucção, mas é importante tirar o leite e oferecê-lo ao bebê no copinho, até que ele se desenvolva e adquira força para sugar. Se é um bebê prematuro, ele precisa ainda mais do leite materno. Além disso, é essencial estimular a mama dessa mãe, para que ela continue produzindo leite para o momento em que o bebê enfim puder ir ao peito. E como se faz isso? Por meio da ordenha. É preciso ordenhar o leite e armazená-lo da forma correta para oferecer ao prematuro. Se conseguir fazer a ordenha na hora e oferecer direto ao bebê, melhor ainda.

– O leite muda de acordo com a fase da mamada, momentos do dia e também conforme a idade da criança. No começo da mamada, o leite é mais aguado, a fim de suprir as necessidades hídricas do bebê. No final da mamada, o leite é mais grosso, mais gorduroso e mais gostoso. Costumo brincar dizendo que é a sobremesa. Por isso, ao contrário do que muitos pensam, o leite materno não é uma alimentação monótona, sempre com o mesmo gosto e o mesmo cheiro. Ele varia ao longo do dia – o leite da manhã não é o mesmo que o da noite – e com a idade da criança. À medida que ela vai crescendo, o leite vai se adaptando à faixa etária e às necessidades dela naquele momento.

– O leite materno protege o bebê contra problemas de visão por conta de seu alto teor de vitamina A.

– A falta de amamentação também está associada ao aumento da esclerose múltipla.

– Além disso, a introdução do leite de vaca muito cedo aumenta o risco de Diabetes tipo 1.

Vantagens para a mãe

– *A mãe que amamenta se sente mais segura e menos ansiosa*. Sabe aquela sensação de que estamos dando conta? Quando amamentamos, nos sentimos superpoderosas, como se estivéssemos fazendo o impossível!

– *Faz a barriga voltar ao lugar mais rápido*. A ocitocina liberada no momento da mamada estimula a contração do útero, fazendo com que ele volte mais rápido ao tamanho original. Isso diminui bastante aquela barriguinha saliente com a qual saímos da maternidade.

– *Evita hemorragia no pós-parto*, que é uma das principais causas do óbito materno. Também em função do estímulo à contração do útero, os riscos de hemorragia são muito reduzidos, o que é muito melhor para a saúde da mãe.

– *Menor chance de contrair câncer de útero, mama, ovário e endométrio*. Quando você faz o autoexame das mamas, se existe alguma alteração é porque o problema já está lá. Então, na prática, o exame ajuda num diagnóstico precoce, mas não na prevenção. Já a amamentação funciona como uma verdadeira prevenção ao câncer de mama. Quando fazemos uma mamografia, precisamos responder a um questionário e, entre as perguntas, está se você amamentou e por quanto tempo. E a sua resposta vai fazer diferença na avaliação dos médicos.

– *Protege a mãe contra anemia*, porque evita a perda de sangue, então a mãe também fica mais forte.

– *A mãe tem menos trabalho, porque o bebê fica menos doente.* Um recém-nascido doente é muito preocupante. E, mesmo quando esse bebê cresce um pouquinho, ficamos muito mais tranquilas se conseguimos usufruir e perceber todo o benefício imunológico que a amamentação traz. Os bebês ficam muito saudáveis, não pegam gripe nem resfriado, mesmo tendo contato com pessoas que não estão bem, eles têm uma resistência incrível. Não é aquela criança que não pode sair no vento, não pode tomar uma friagem. São bebês muito resistentes e isso dá mais segurança para a mãe até para passear. Claro que não se pode abusar, tem de haver bom senso, mas, se o bebê mama, fica mais seguro.

– *Diminui a necessidade de insulina na mãe diabética.*

– *Bebê portátil.* Você pode levar seu bebê para onde quiser, sem se preocupar muito. Basta pegar uma muda de roupas, umas fraldas e pronto. Não precisa ficar pensando em mamadeiras, leite. Você sai, o peito vai junto, e é só isso. Num primeiro momento, podemos até pensar que a amamentação nos prende muito.

De certa forma é verdade, porque depende da mãe; o pai não pode amamentar, nem a avó ou a babá. Mas, com o tempo, à medida que nos adaptamos à amamentação, tudo fica muito prático. O bebê pode mamar em qualquer lugar que você estiver.

– Pode ajudar a aumentar o intervalo de tempo entre as gestações. Podemos usar a amamentação exclusiva e em livre demanda como anticoncepcional natural. O período de lactação é considerado um método contraceptivo natural e de alta eficácia (cerca de 97%). Nos primeiros meses depois do parto, a mulher vive um período chamado pela medicina de amenorreia lactacional, ou seja, com ausência de menstruação. Sendo assim, ela não ovula e, por isso, não engravida. Mas, para que isso funcione, o bebê deve ter até quatro meses e não pode dar intervalos de mais de três ou quatro horas entre as mamadas. Quando as mamadas vão ficando mais espaçadas, o método deixa de ser seguro.

– Diminui o risco de osteoporose na idade mais madura.

– É um jeito eficiente para a mãe emagrecer. A perda calórica da mãe durante uma mamada é muito grande, podendo chegar em média a 700 a 750 calorias por dia. É como se você fizesse uma aula de *spinning* todo dia. Dessa forma, dá para emagrecer muito, e até comer um pouquinho mais, que mesmo assim vai continuar emagrecendo.

Claro que não dá para abusar e comer um bolo inteiro por dia. Mas, se você mantiver uma alimentação equilibrada, o emagrecimento é bem rápido.

– *É muito prático*. E, para a mulher, quando tem um recém-nascido, toda praticidade é bem-vinda.

Vantagens para a família

– *Contribui para a economia familiar*, porque uma lata de fórmula infantil não é barata. Agora, imagine que esse bebê vai tomar uma latinha a cada dois ou três dias. Então, o aleitamento materno faz uma grande diferença no orçamento da família. Esse dinheiro poderia ser investido em outras coisas, até mesmo em uma poupança para os estudos da criança no futuro.

– *Não há risco de contaminação*.

– *Aumenta a saúde da família toda*, porque, se a criança está bem, todos ficam melhores.

– *A família fica mais unida*, pois todo mundo acaba se mobilizando para ajudar essa mãe, formando uma rede de apoio bem forte. Todos são imbuídos de um sentimento de compaixão e de ajuda, porque sabem que essa é uma tarefa muito especial para a mãe, que requer dedicação.

As vantagens para o mundo

As latas de leite vendidas anualmente nos Estados Unidos, se postas lado a lado, dariam a volta ao mundo. Imagine a quantidade de lixo gerado. Fora toda a energia consumida na produção e no armazenamento.

Tudo isso poderia ser evitado se todas as crianças do mundo tivessem aleitamento materno exclusivo até os seis meses. O impacto seria enorme para a saúde do nosso planeta e para a preservação do meio ambiente. Assim, de certo modo, a amamentação também é um ato ecológico.

A alimentação do bebê

Eu sei que, assim que você começar a amamentar seu filho, vai ouvir um monte de palpites das pessoas para fazer desse jeito ou daquele; para dar isso ou aquilo ao bebê. Então, é fundamental que você esteja muito bem orientada para saber o que fazer.

Em primeiro lugar, a recomendação da Organização Mundial da Saúde e do Ministério da Saúde é de que a criança fique em *amamentação exclusiva e em livre demanda até os seis meses de vida.*

Isso significa que, até completar seis meses, o bebê não precisa beber água, não vai tomar chá e nenhum outro tipo de alimento.

É muito comum que as avós tentem introduzir um chazinho para o bebê, porque existe ainda aquela ideia de que o chá vai acalmar tudo.

Mas de todas as coisas, o chá seria a última recomendada para um bebê. Afinal, não temos nenhuma garantia de que a erva que vai ser usada no chá não vai estar contaminada de alguma forma. Às vezes ela pode ter fungos e isso é extremamente perigoso para a saúde do seu bebê.

Portanto, nem pensar em chá antes dos seis meses.

E a água? Também não é necessário, porque o leite materno já tem bastante água e vai suprir toda essa necessidade hídrica do bebê. Se ele estiver com sede, deve mamar no peito.

A introdução alimentar antes dos seis meses não é recomendada, porque o organismo do bebê ainda não está preparado para receber alimentos.

Depois de completar seis meses, a criança vai começar a receber alimentos complementares, higienicamente seguros e nutricionalmente adequados, mas ainda com continuidade do leite materno até dois anos ou mais.

Observe que esses alimentos são chamados de *complementares*. Eles é que vão complementar as mamadas, e não o contrário. Os alimentos ainda não serão a principal refeição da criança, mas sim o leite materno, que garantirá o sustento do seu bebê.

Muitas vezes as pessoas estranham uma criança com mais de um ano ainda sendo amamentada, mas é a nossa cultura que não nos permite prolongar o aleitamento até esse ponto. E isso seria o ideal.

Você se lembra que, historicamente, as crianças indígenas eram muito saudáveis e que o índice de doenças era muito baixo? Não é coincidência que nas tribos se praticasse a amamentação acompanhando a marcha da criança. O desmame acontecia de forma muito natural, à medida que a criança ia crescendo.

Com dois anos mais ou menos, ela já começar vida social, vai começar a passar mais tempo com o pai, ter amiguinhos, muitas vezes já começa a ir para a escola.

Eu sei que hoje em dia é bem comum crianças bem novinhas já estarem em berçários, e esse é o momento que ela tem essa consciência, que consegue enxergar toda a família dela e toda a amplitude social, além de ser capaz de se relacionar. Portanto, o processo do desmame é gradativo, natural e tranquilo.

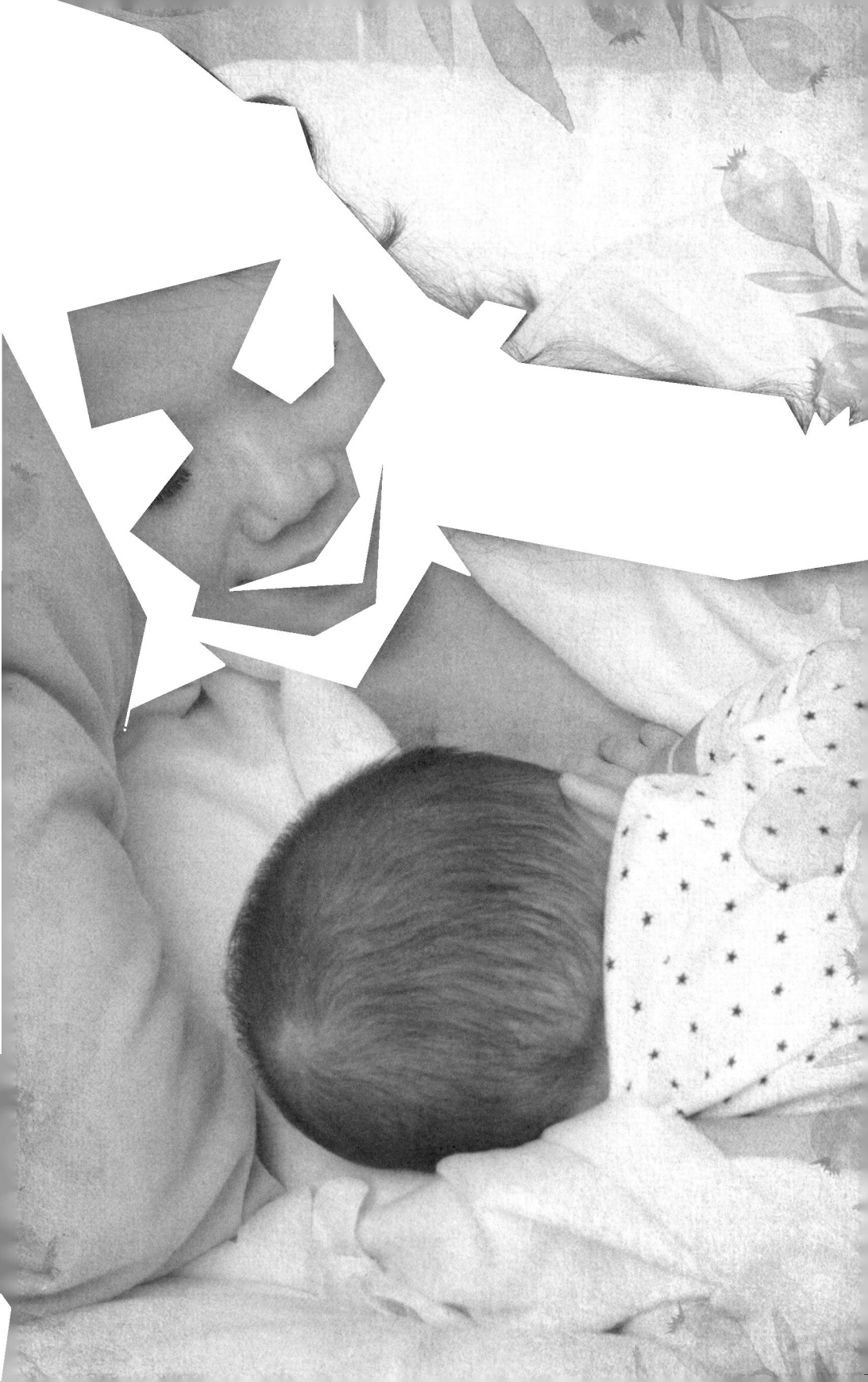

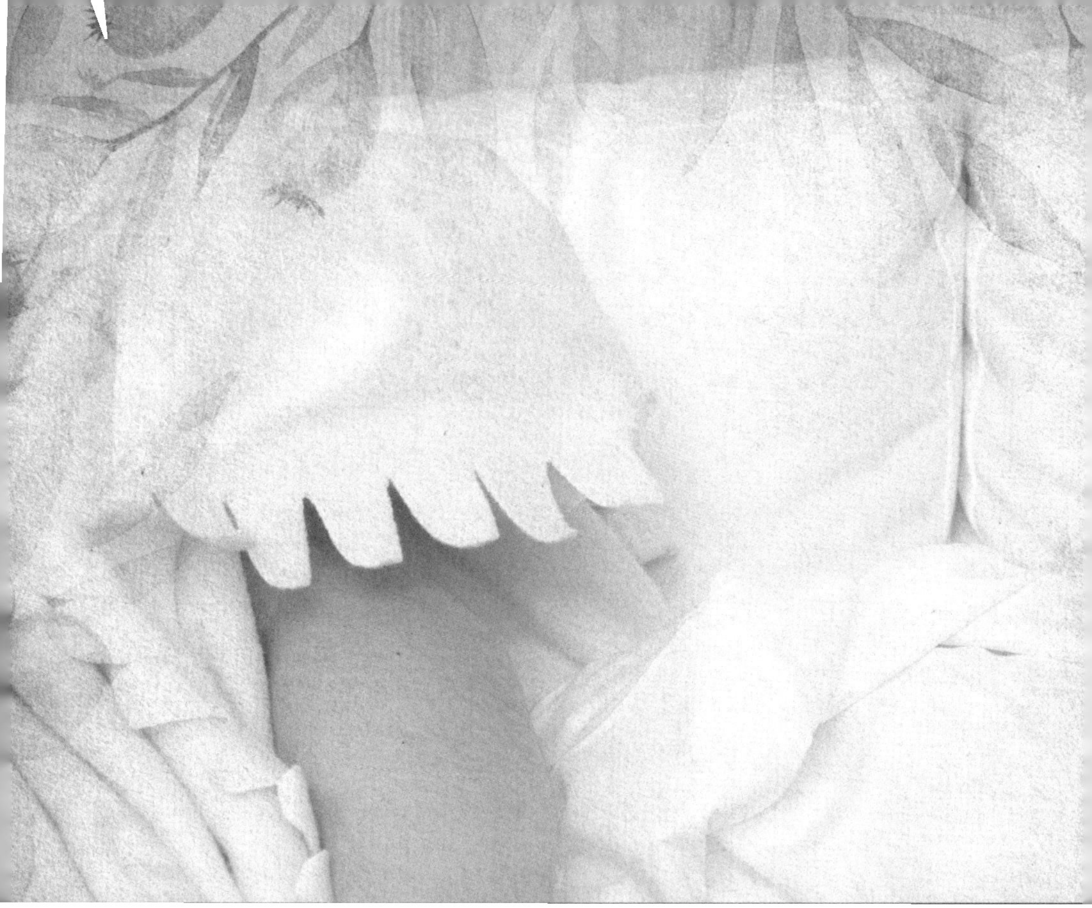

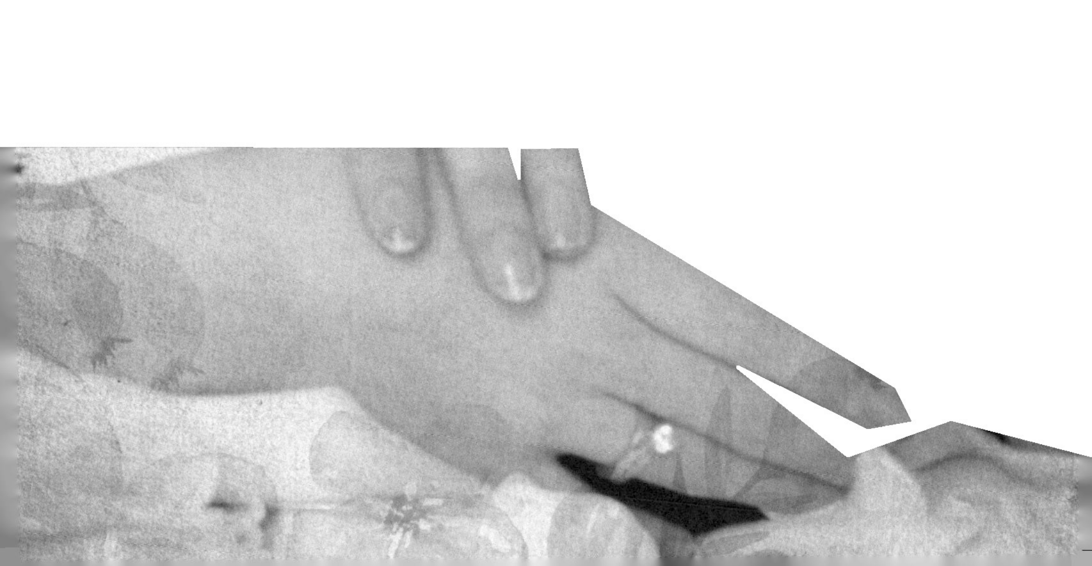

Agora vamos começar a falar da amamentação propriamente dita – como se preparar para ela e, claro, o passo a passo de como amamentar. É um capítulo muito gostoso, porque vamos falar tudo sobre a prática da amamentação. Você vai aprender a avaliar seu tipo de bico, pôr o bebê no peito com a pega correta, como preparar a mama, como iniciar e terminar uma mamada e todos os detalhes envolvidos nesse ato tão importante e amoroso que é a amamentação.

O preparo da mama durante a gestação

Durante a gestação, a natureza prepara o seio para a amamentação, então, na verdade, se respeitássemos os fatores naturais, não precisaríamos fazer nada. As mamas ficam maiores, a aréola mais escura e começamos a observar bolinhas ao redor da aréola. Essas bolinhas têm o papel de lubrificar a aréola, já a preparando para a amamentação.

A nossa natureza é muito sábia e, embora existam alguns hábitos e produtos criados para nos ajudar, nem tudo o que existe é válido. Inúmeras vezes acabamos atrapalhando tudo aquilo que a natureza preparou. Vamos ver agora o que você pode fazer *durante a gestação* para facilitar a amamentação no futuro.

USAR O SUTIÃ DE AMAMENTAÇÃO

Ainda durante a gestação, recomendo que você compre pelo menos um sutiã de amamentação por vários motivos.

Primeiro, porque ele promove mais sustentação, posicionando melhor a sua mama, o que deixa você muito mais confortável, principalmente quando vai chegando mais perto do fim da gravidez. Ele também permite que você use um artifício para fortalecer a pele da aréola. Como essa é uma região em que nunca tomamos sol, a pele não tem muita resistência.

Embora durante a gravidez essa pele já engrosse um pouquinho, se preparando para o atrito da boquinha do bebê, recomendo que você treine esse atrito um pouco antes. Calma, você vai fazer isso de um jeito muito simples e leve.

Quando estiver em casa, num momento de descanso, ou fazendo alguma coisa simples, como lavar a louça, abra o sutiã de amamentação e permita que o bico do seu peito fique em contato com a sua roupa. Isso não vai machucar e já dará um certo fortalecimento para a pele. É a melhor forma que temos para fazer isso.

FAZER BANHO DE SOL OU BANHO DE LUZ

Eu sei que tomar banho de sol hoje em dia é complicado. É difícil alguém poder pegar sol nos horários indicados – no início da manhã ou no final da tarde –, e ainda por cima em um lugar que não seja observada por ninguém, para poder expor os seios. A maioria de nós acaba não fazendo isso.

Mas você pode usar o recurso da luz. Pegue uma lâmpada de 40 velas, daquelas que esquentam um pouquinho – não pode ser lâmpada fria –, e coloque em uma luminária de escrivaninha ou mesmo num abajur sem cúpula.

Posicione a lâmpada a um palmo da mama e deixe por 15 minutos, uma mama de cada vez, uma vez ao dia. O momento ideal de fazer isso é enquanto estiver lendo, relaxando ou assistindo à televisão.

Mesmo depois que o bebê nascer, se você tiver algum problema, se ver que está com algum machucadinho, uma fissura, que o bico está rachando, também pode usar a essa técnica.

Eu gosto bastante do banho de luz e acho que é um dos recursos que mais ajudam. Ah, mas para funcionar, é preciso fazer todo dia. Se fizer uma, duas ou três vezes durante a gravidez toda não vai resolver.

Não adianta fazer de vez em quando. O que vale aqui é a consistência do processo. Não adianta achar que fazer isso uma vez por semana vai trazer resultados, porque não vai. Faça diariamente e, pode acreditar em mim, vai valer a pena.

HIGIENIZAR SOMENTE COM ÁGUA

Evite passar sabonete ou qualquer outra coisa que possa remover sua proteção natural, a lubrificação e tudo mais que seu organismo se empenhou em fazer.

A oleosidade na aréola é essencial para que a pele esteja preparada para o atrito da amamentação. Quanto mais você preservar essa proteção natural, melhor.

NÃO USAR HIDRATANTES NEM ÓLEO

Se for usar óleos na mama, procure passar bem longe da aréola. E mesmo assim, aplique muito pouco, apenas uma camada bem fininha, para não escorrer para a aréola. Se hidratarmos demais a pele, ela vai ficar mais fina e menos resistente.

JAMAIS PASSE BUCHA VEGETAL

Tenho certeza que ler isso está sendo um grande alívio para você. Não tem nada que dê mais aflição do que estar grávida e se imaginar esfregando uma bucha no bico do peito. Ninguém merece isso! O assunto da bucha vegetal já foi muito discutido e já caiu por terra há algum tempo. Muitas pessoas mais antigas, artigos de internet e livros, porém, ainda recomendam o uso. Mas não façam isso de jeito nenhum. Você vai acabar deixando a sua pele ainda mais sensível, facilitando os machucados.

NÃO ORDENHE A MAMA

Não fique mexendo muito no bico, porque, quanto mais você mexe, mais estimula a liberação de hormônios. Acredita-se que isso pode acelerar o trabalho de parto, de qualquer forma, não convém arriscar. Quanto menos manipular o bico, melhor.

Preparando um lugar especial para amamentar

Leia esse trecho com muito carinho. É de extrema importância que você prepare na sua casa o cantinho da amamentação, um lugar especial onde você vai alimentar o seu filho.

Não é só uma questão de beleza, muito menos por frescura. A amamentação, principalmente nos primeiros dias, requer concentração, e talvez amamentar na sala, com a TV ligada, barulho, conversa das visitas, não seja uma boa ideia.

Lembre-se de que os primeiros dias são de adaptação. Vocês estarão se conhecendo. Por isso é muito importante manter um ambiente tranquilo ao seu redor. Prepare o cantinho da amamentação em um ambiente sossegado da casa, onde você possa deixar uma luz fraquinha, talvez ligar uma música suave.

Existe até uma justificativa fisiológica para isso: a amamentação, quando feita com mais tranquilidade, mais segurança e mais harmonia, faz com que o leite flua melhor. Isso acontece porque a ocitocina é um hormônio meio chatinho, um tanto fresco, que exige muita atenção. Ele precisa que usemos nossos sentidos: olhar o bebê, sentir o seu cheirinho, escutar os barulhinhos que ele faz – tudo isso ajuda muito na descida do leite e é essencial para uma boa amamentação.

Também já foi comprovado que os bebês que mamam em ambientes mais tranquilos engordam mais, e as mães têm menos problemas em amamentá-los.

Pense nisso com muito carinho, prepare o seu cantinho e deixe que a energia boa da amamentação e da maternidade flua livremente. Quando você chegar neste espaço para amamentar, vai ser como entrar no seu próprio templo.

A POLTRONA DE AMAMENTAÇÃO

Não sei se você está pensando em comprar uma poltrona de amamentação, mas mesmo que não tenha uma poltrona própria, pode fazer uma adaptação, escolhendo sempre um lugar confortável para se sentar.

Caso resolva comprar uma poltrona de amamentação, recomendo que observe alguns critérios. *Primeiro*: ela deve ser muito confortável, como se fosse feita sob medida mesmo, pois você passará muitas horas sentada ali amamentando seu bebê. Vá às lojas e experimente várias. É como se estivesse escolhendo o seu colchão.

O *segundo* critério é observar se a poltrona tem encosto para o braço. Esse apoio é importante para posicionar a sua almofada de amamentação. Outra coisa é a distância do seu joelho até o chão. Dependendo da sua altura, a poltrona pode ficar desproporcional e talvez você tenha que usar um apoio, como um pufe, para posicionar melhor a sua perna.

Além disso, é preciso observar o encosto das costas. Recomendo que ele seja alto. Assim você poderá encostar de um jeito bem confortável e até colocar uma almofadinha no pescoço, para tirar uns cochilinhos durante a amamentação.

Talvez seja uma boa ideia investir em uma poltrona de amamentação e depois você poderá usá-la para fazer o seu bebê dormir quando ele for maior, para se sentar com ele no colo e contar uma história. Então, reflita sobre isso com carinho.

A ALMOFADA DE AMAMENTAÇÃO

Na hora de montar o enxoval, algumas mães não se aguentam e saem comprando tudo o que veem pela frente. Outras são mais contidas e pensam várias vezes antes de investir em algum item.

Porém, há um item que considero indispensável e no qual acredito que não vale a pena economizar: a *almofada de amamentação*. Ela vai ser de grande ajuda para posicionar o bebê de forma correta, tornando a amamentação mais efetiva. Assim, o bebê mama melhor e você não fica tão cansada. Pense que você vai passar muito tempo amamentando, principalmente nos primeiros dias – alguns bebês mamam no peito até de hora em hora.

Com o passar do tempo, esse intervalo das mamadas vai se espaçando e o tempo da mamada vai ficar cada vez mais reduzido, porque o bebezinho vai ficando mais forte e passa a extrair a quantidade necessária de leite mais depressa.

No entanto, como você não sabe como vai ser no início, precisa se preparar. Além disso, a posição é muito importante e pode influenciar muito na sua recuperação, independentemente de você ter tido parto normal ou ter passado por uma cesárea. Nos primeiros dias, você se sente cansada, então é importante estar muito bem acomodada e apoiada para amamentar.

O modelo de almofada que considero melhor é o em forma de "U". Ela é a que se adapta melhor ao seu corpo e também pode ser usada mais tarde, quando o bebê ficar maiorzinho e começar a se sentar, para apoiar as costas dele. Então, como a almofada vai ser muito útil por bastante tempo, não tenha medo de fazer esse investimento.

Para usar a almofada, você deve se sentar na poltrona de amamentação ou em outro lugar que considere bem confortável, e apoiar bem as costas. Em seguida, coloque a almofada ao redor do seu corpo, encaixando bem, mas deixando um espacinho entre a almofada e seu corpo. Esse espaço é para encaixar o bebê.

Se a almofada estiver colada demais ao seu corpo, o bebê terá que ficar em cima dela. Já se ele estiver muito elevado, pode dificultar o posicionamento para a mamada. E lembre-se: posição errada leva à pega errada.

Muitas vezes, quando as mães dizem que não se ajeitaram bem com a almofada de amamentação, é porque na verdade a estão usando errado. Logo que comprar a almofada, você já pode começar a testá-la, pois isso pode ajudar no momento em que for de fato amamentar.

Se você usar bem direitinho a sua almofada de amamentação, seu bebê estará seguro. Se por acaso você cochilar enquanto estiver amamentando, terá a certeza de que seu bebê não vai cair se você soltá-lo.

Por falar em cochilar, saiba que esses pequenos descansos durante as mamadas são bem indicados, porque são reparadores. Enquanto você está amamentando, encontra-se sob o efeito da endorfina, o hormônio que dá a sensação de relaxamento e bem-estar.

Dormir alguns minutos nesse estado pode lhe dar a sensação de ter descansado por horas, por isso é altamente recomendável.

Posições para a mamada

BARRIGA COM BARRIGA

Essa é a posição de amamentação mais clássica e que a maioria das mães usa. Você vai se sentar, posicionar a almofada de amamentação em volta do seu corpo, deixando um espacinho, e, em seguida, vai posicionar o bebê ali no meio. Repare que a almofada apenas serve de apoio.

Um detalhe importante é que o seu braço deve estar apoiado também, para que você possa relaxar a musculatura do ombro. Diversas vezes, quando visito mães para atendimento, percebo uma tensão muito grande na região do ombro e do pescoço. Quando vamos amamentar pela primeira vez, a tendência é ficar com o ombro levantado, e isso atrapalha a descida do leite.

Quanto mais relaxados seu braço, seu ombro e seu pescoço estiverem, muito melhor. Depois de apoiar o seu braço, coloque a barriguinha do bebê junto da sua. Note que a posição correta é barriga com barriga. Se o bebê estiver com a barriguinha dele virada para cima, vai precisar virar a cabeça para o lado para alcançar o peito.

Agora eu lhe pergunto: quanto tempo você consegue comer com a cabeça virada para o lado? É quase impossível. Muitas vezes o bebê não mama não porque não quer, mas porque não pode. Ele não consegue mamar nessa posição. E, olha, esse é um erro muito comum.

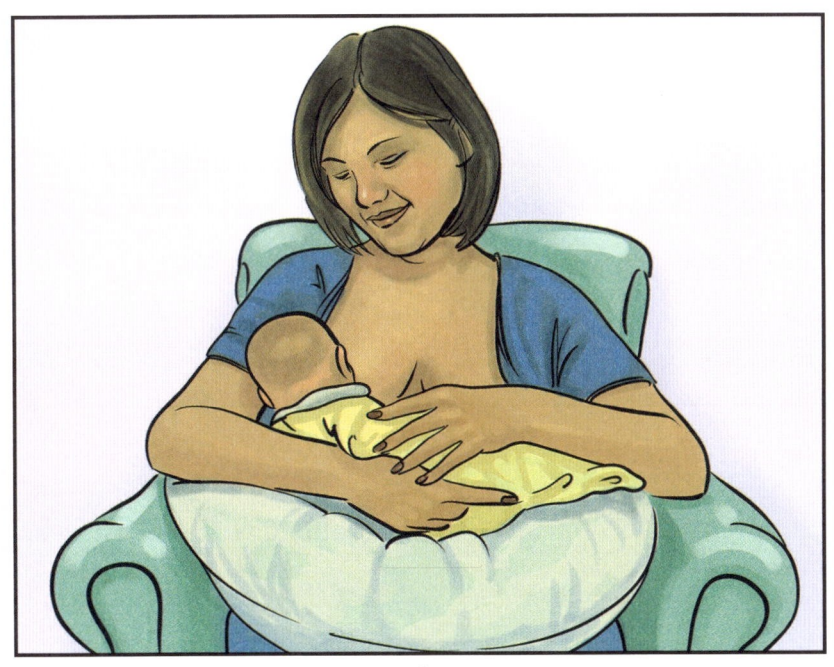

Na posição com a barriga para cima, o bebê precisa virar a cabeça para mamar

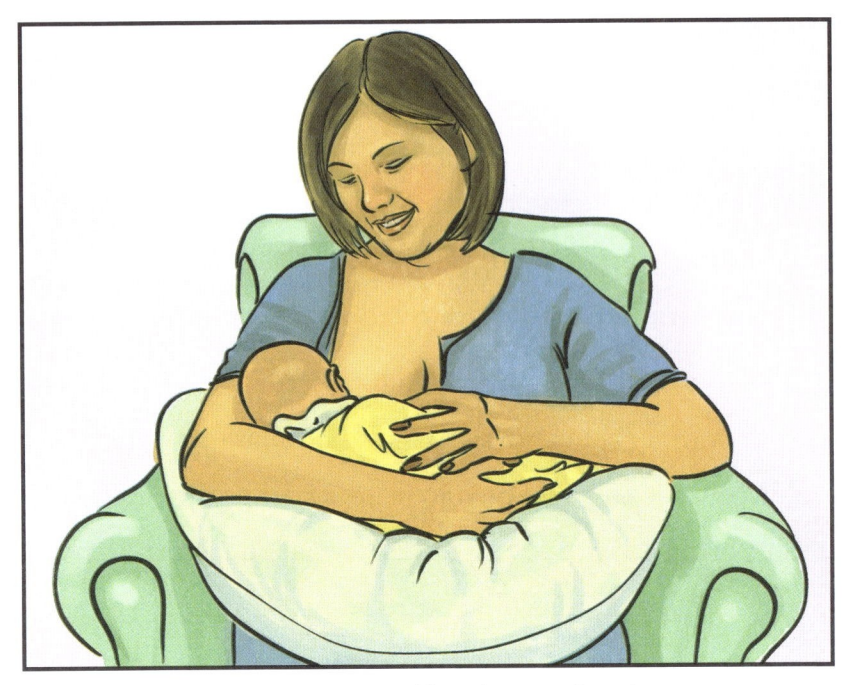

A posição correta é barriga com barriga

Então, você vai posicionar o bebê *barriga com barriga*, como se o corpinho dele contornasse o seu. Dessa forma, a cabeça dele vai ficar bem reta, alinhada com o corpo.

Agora o seu braço deve passar por baixo dele, de modo que a cabeça do bebê fique apoiada na região do seu cotovelo.

O braço deve envolver o bebê, como se estivesse dando um abraço nele. Nessa posição, o bebê fica confortável para fazer a pega correta e mamar por quanto tempo for preciso.

POSIÇÃO INVERTIDA

Nessa posição, você vai colocar o bebê praticamente de baixo do seu braço, também apoiado na almofada de amamentação. As pernas dele ficam voltadas para as suas costas e a sua mão vai segurar a cabecinha dele, para dar apoio.

Essa posição é indicada quando a mãe tem muito acúmulo de leite na região perto da axila. Às vezes o leite pode estar começando a se empedrar nessa região, então essa posição propicia que a criança extraia melhor esse leite.

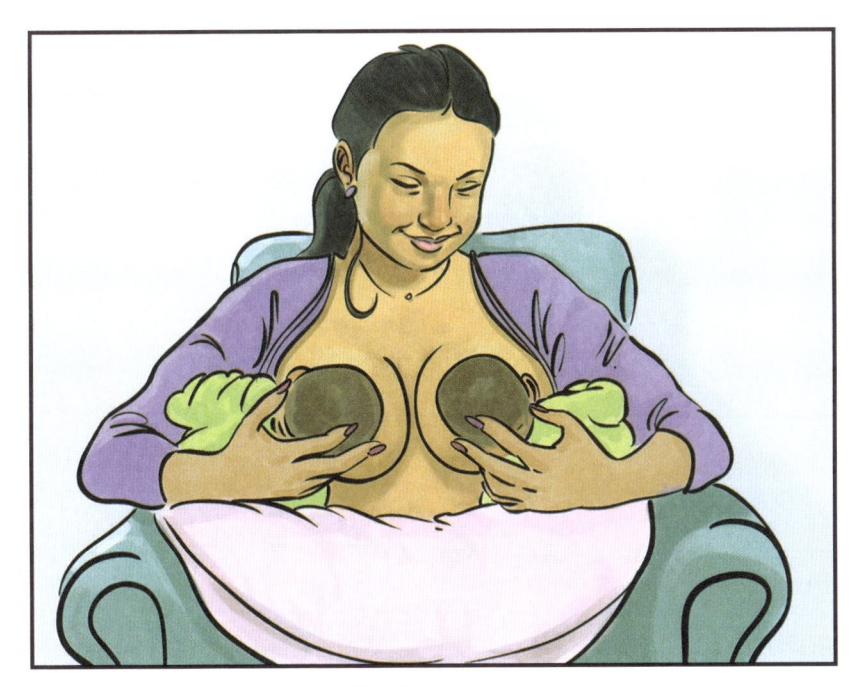

Esta posição é indicada para amamentar gêmeos

Também é muito indicada para mães de gêmeos. Quando temos um bebê só, já passamos muito tempo com ele no peito. Agora, imaginem dois!

Essa mãe praticamente não tem tempo para fazer mais nada além de amamentar.

Então, colocando os dois bebês no peito ao mesmo tempo, a carga da mãe já diminui bastante e ela consegue descansar um pouquinho mais.

Só isso já ajuda a manter bebês gêmeos exclusivamente no peito por mais tempo. Não é só porque são gêmeos que vai ser necessário complementar.

Na maioria das vezes, as mães de gêmeos resistem a essa posição no início, mas com o tempo vão percebendo que é bom para elas e, no fim, acham até legal.

POSIÇÃO SENTADA

Para colocar o bebê nessa posição, deixe-o sentado de frente para a sua mama. Em seguida, dê apoio à coluna botando a sua mão no pescoço do bebê, para segurar as costas e a cabeça dele.

Normalmente as mães não se sentem muito seguras com essa posição e preferem usá-la só depois de três meses. Mas ela pode ser feita com bebês bem novinhos, pois não existe empecilho algum.

Esta posição é muito recomendada para os bebês que têm o queixinho muito para trás, pois proporciona um movimento mais amplo da mandíbula e faz com que o queixo se desenvolva e cresça melhor.

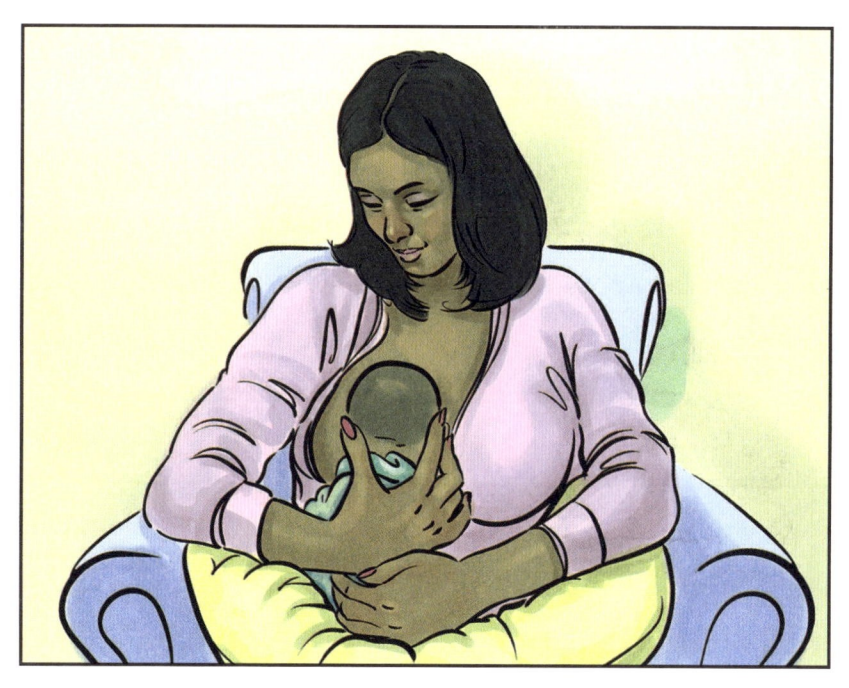

Nesta posição, o bebê fica sentado na frente da mãe

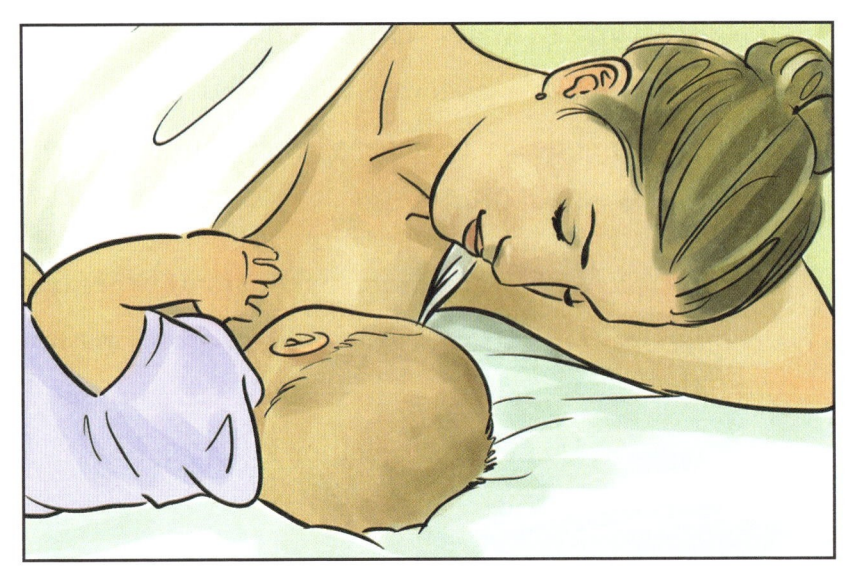

A mãe também pode amamentar na posição deitada

POSIÇÃO DEITADA

A mãe se deita de lado, posiciona a criança de frente para ela, apoiada em seu braço, como se fosse um travesseiro. Esse apoio do braço já eleva um pouco a cabeça da criança, e essa inclinação já é suficiente para que o leite não corra no canal auditivo, evitando otite.

Amamentando nessa posição, com o bebezinho bem apoiado, a mãe pode permanecer o tempo que for preciso e dormir também. É uma posição bastante usada na maternidade, pois muitas vezes a mãe não pode levantar a cabeça por conta da anestesia, então é praticamente obrigada a amamentar deitada. Também é muito boa para as mamadas noturnas, quando estamos mais cansadas.

POSIÇÃO *LADY BACK*

Embora seja praticada desde sempre pelas mães, esta posição foi nomeada recentemente como *Lady Back* – expressão que significa amamentação descontraída. Com ela, o bebê tem mais autonomia para buscar a mama sozinho. A força da gravidade o ajuda a se posicionar, e a linguinha dele vem para frente favorecendo a pega correta. Dessa forma, a criança segue seus reflexos naturais. Na *Lady Back*, o bebê fica sobre o corpo da mãe. Ela fica confortavelmente inclinada, apoiada com a ajuda de travesseiros ou almofadas.

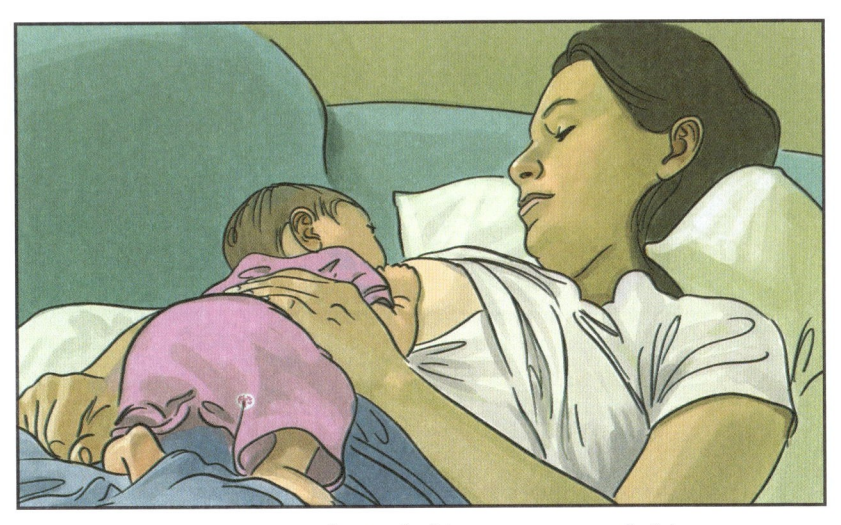

A posição Lady Back dá autonomia ao bebê

Tipos de bico

Os seios não são todos iguais. Existem diferentes tipos de bico. Alguns realmente facilitam a amamentação, mas isso não significa que quem tem um bico diferente não vai ser capaz de amamentar. Na próxima seção, sobre "pega correta", você vai aprender que, para uma mamada efetiva, o bebê não precisa de bico, mas de aréola.

Então, essa ideia de que se você não tiver bico não vai conseguir amamentar é um mito; está completamente errada. Na imagem a seguir, estão representados quatro diferentes bicos de seios.

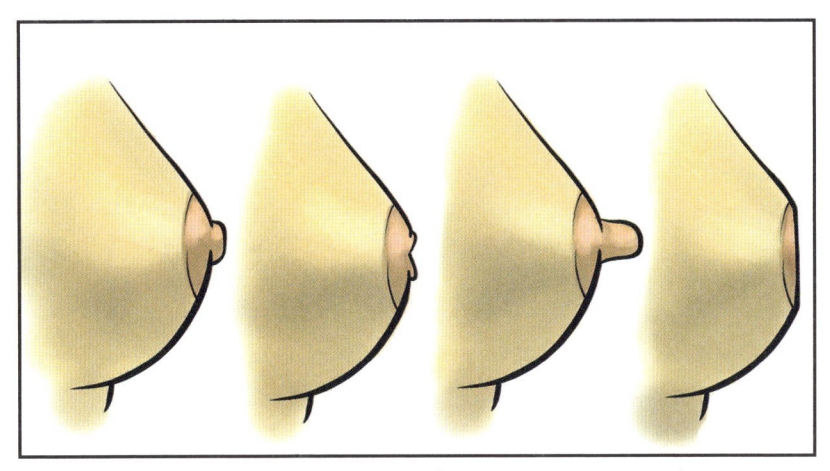

Tipos de bico: protruso, invertido, muito protruso e plano

Se você tem bico protruso ou muito protruso, ótimo. No início, esses são os bicos que mais facilitam a amamentação e nada precisa ser feito com eles.

Eu já vi várias mulheres amamentando com bico invertido, mas existe um procedimento que o médico faz para soltar esse bico e talvez valha a pena. Então, se você fez uma autoavaliação e seu bico é invertido, converse com seu médico ainda durante a gravidez.

No caso do bico plano, é essencial que a mãe saiba como estimular a pega correta, fazendo a preparação para as mamadas, especialmente nos primeiros dias do bebê. Neste livro, eu explico o passo a passo de como iniciar a mamada, que você verá logo mais.

Para estimular a formação do bico, muitas mães costumam usar a concha para amamentação. Embora algumas mulheres sintam que a utilização dela auxilia no desenvolvimento do bico, estudos mostram que não há diferença na exteriorização do bico em mulheres que usaram e que não usaram as conchas.

Além disso, peço muita cautela no uso, a concha abafa a região do bico e aréola, dificulta a cicatrização de fissuras, e facilita a proliferação de micro-organismos. Mulheres que fazem uso constante das conchas podem estar mais expostas a adquirirem candidíase mamária. Vou falar mais sobre a candidíase ao longo deste livro. E algo muito importante é que o leite recolhido pela concha nunca pode ser oferecido ao bebê, deve ser descartado.

A pega correta

A maioria dos problemas de amamentação poderia ser resolvida simplesmente corrigindo-se a pega do bebê. Se ele estiver pegando direito a mama, envolvendo completamente a aréola, a mamada vai ser eficiente e indolor.

Além disso, a boa sucção é o que mais estimula a produção do leite, pois, com o esvaziamento da mama, é enviada ao cérebro a mensagem de que é preciso produzir mais leite.

Como podemos avaliar se a pega do nosso bebê está correta? A pega correta envolve diversos fatores, por isso, antes de chegar aqui, fiz questão de passar tantas informações, para que agora você consiga fazer essa avaliação com base em tudo o que já aprendeu anteriormente.

Em primeiro lugar, observe o posicionamento do bebê. Verifique se ele está com a cabeça bem alinhada com o tronco, porque, se estiver torto, vai ter dificuldade de fazer a pega.

Em seguida, vamos avaliar a boquinha do bebê. Para uma amamentação eficiente, o bebê não pode pegar apenas o bico. Ele tem que abocanhar toda (ou a maior parte da) aréola – essa parte mais escura da mama, ao redor do bico. É na aréola que ficam as glândulas de produção de leite. Elas são como pequenas ampolinhas, que ficam ali ao redor do bico. Se o bebê não fizer o movimento de sucção em cima dessas ampolas, o leite não vai jorrar como deve.

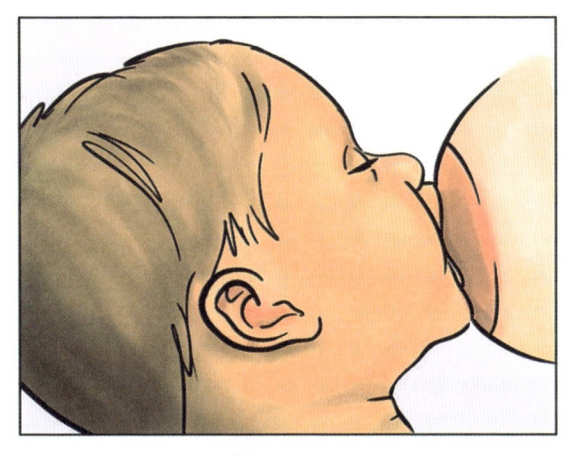

Pega correta

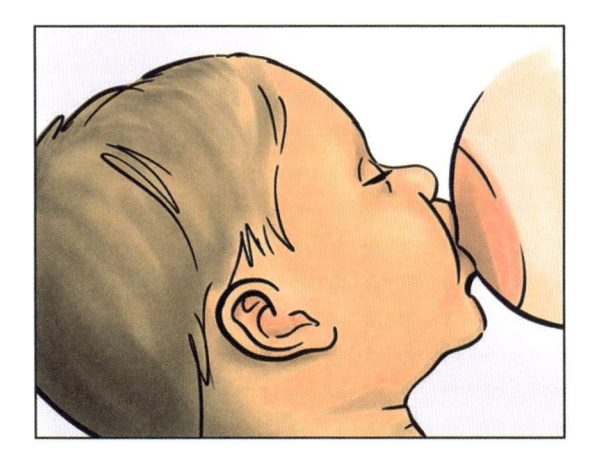

Pega ineficiente

E o que acontece? Chega o dia da consulta com o pediatra, e a mãe vai toda contente, afinal, o bebê está mamando bastante, fica muito tempo no peito. Mas, ao chegar lá, o bebê não ganhou peso suficiente. Talvez o problema esteja na pega. O bebê não está fazendo a pega correta e, com isso, não extrai da mama leite suficiente para engordar.

Ainda sobre a boquinha do bebê, ela tem de estar bem aberta, envolvendo quase toda a aréola (e não apenas o mamilo), e com o lábio inferior virado para fora (boca de peixinho). Com a linguinha, ele vai fazer movimentos ondulatórios para a extração do leite. A linguinha envolve o bico, e suas bordas ficam elevadas, como se fosse uma canaleta.

Dessa forma, a língua faz movimentos ondulatórios para uma extração efetiva de leite. O bico aumenta cerca de três vezes dentro da boca do bebê.

Então, o leite esguicha bem lá atrás na garganta, fazendo com que o ponto de náusea da criança seja estabelecido em posição bastante posterior.

Assim, quando ela for maior, não vai ter problema de o ponto de náusea ser localizado muito anteriormente na boca, o que poderia dificultar até mesmo a escovação dos dentes.

O queixo do bebê deve estar encostado no seio da mãe, liberando seu nariz para que ele respire livremente. Os movimentos da boca do bebê deve ser circulares, bem coordenados e rápidos, perfeitos para seu desenvolvimento facial. Quando o bebê suga, você vê o movimento da articulação perto da orelha, de forma bem harmônica, como se descrevesse um círculo.

A criança faz movimentos sincronizados de sucção, deglutição, pausa e respiração.

Se tudo isso está acontecendo, essa é uma pega correta, perfeita, que permite que a criança mame bem e estimula a produção de leite.

A pega errada

Agora que você já consegue identificar a pega correta, vamos falar um pouco sobre a pega errada. Isso é importante para você ter um comparativo.

Como muitas vezes as mães ficam na dúvida, preciso dar todas as ferramentas possíveis para que você tenha certeza de que seu bebê está pegando bem no peito.

A pega errada é quando o bebê pega só no bico, fica com a boca mais fechadinha, sem abocanhar a aréola. Ele faz o movimento de abrir e fechar a boca bem rapidinho.

Às vezes o bebê fica mais irritado também, porque não está saindo a quantidade de leite suficiente. Isso acontece pois, se ele ficar só no mamilo, não vai conseguir estimular as glândulas que liberam o leite.

Em geral, quando corrigimos a pega, a mãe diz: "Ah, agora pegou!" Dá para sentir bem mesmo a diferença. A pega correta é como um desentupidor de pia, o bebê faz uma sucção bem profunda.

Existem seis sinais clássicos de que a pega pode estar errada, observe-os:

1. *Dor*

Amamentar não dói. Não é para doer. Então, se houver dor, este é o primeiro sinal de que a pega está errada. Doeu? Vamos tirar o bebê e começar de novo. Para tirar o bebê, você insere delicadamente o dedo mindinho no canto da boquinha dele. Quando o bebê abrir a boca, você pode tirá-lo com cuidado e recomeçar.

2. *Fissura nos mamilos*

Este é o segundo sinal da pega incorreta. Se você percebeu que seu mamilo começou a escoriar e rachar, se está mais sensível e dói ao encostar, então é porque precisa ajustar a pega. Quando a criança pega direitinho o bico não racha.

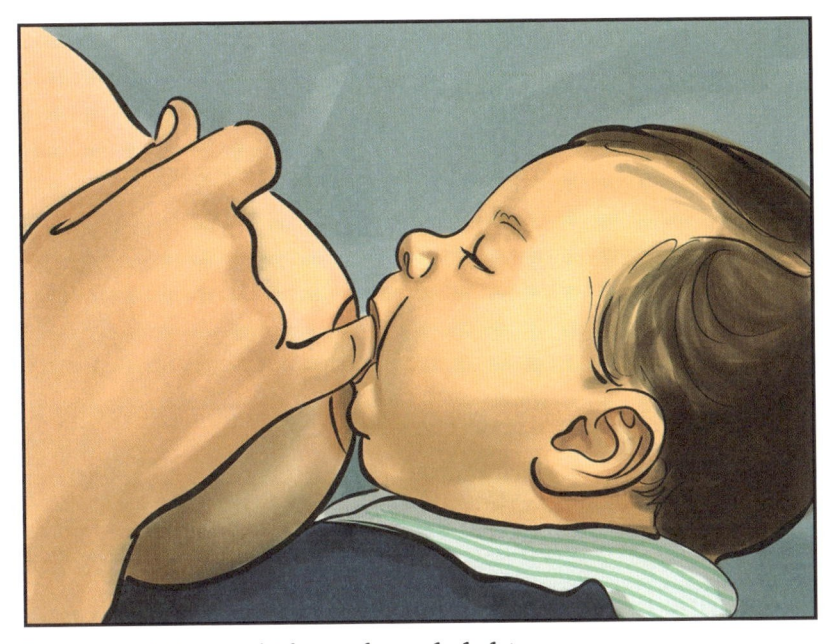

Coloque o dedo mindinho na boca do bebê para começar novamente

3. *Curto intervalo entre mamadas*

O terceiro sinal são mamadas muito frequentes com intervalos curtos. O bebê fica muito tempo no peito, mas, quando sai, passa meia hora e já quer voltar. Isso acontece porque, quando ele faz a pega errada, não sai leite suficiente, então o bebê não se sustenta.

Muitas vezes a mãe vai ao pediatra achando que está tudo bem, e se surpreende quando vê que o bebê não ganhou peso. Frente a esse problema, basicamente são apresentadas duas soluções.

O médico normalmente prescreve leite artificial para complementar a mamada ou então uma medicação para aumentar o leite, mas acaba não atuando na causa do problema, que é a pega.

Na minha opinião, as mamães não deveriam aceitar esses tipos de prescrições se o profissional não observou o bebê mamando por no mínimo três minutos.

O complemento com leite artificial e os medicamentos nunca deveriam ser as primeiras indicações frente as dificuldades na amamentação. Mas, infelizmente, assim é.

Por isso é essencial investigar onde está o erro e corrigi-lo, que logo, logo a criança começa a engordar.

4. *Diminuição do leite produzido*

A pega errada faz também com que o leite da mãe diminua. Então, se você sente que, apesar de o seu filho ficar muito no peito, seu leite está diminuindo, então é necessário ajustar a pega.

5. *A bochecha do bebê faz covinha ao mamar*

Isso demostra que o bebê está usando o músculo errado para tentar extrair leite. Dessa forma, ele não consegue sugar a quantidade suficiente de leite para se sustentar e se cansa facilmente. É muito comum acontecer quando o bebê faz uso de bicos artificiais. A partir daí, ele passa a trabalhar predominantemente o músculo bucinador (da bochecha) durante a amamentação, e então aparece a "covinha". O correto seria a utilização da musculatura da língua para se alimentar com o leite materno.

6. *Presença de estalos durante a mamada*

A boa mamada é praticamente silenciosa. A presença de estalos pode apontar para um mal posicionamento ou falta de força muscular da língua. Quando há presença de estalos é bom realizar o Teste da Linguinha para saber se o bebê não possui frênulo lingual curto, que chamamos de "linguinha presa".

Como corrigir a pega

Vamos supor que, com base em tudo o que estudou aqui, você chegue à conclusão de que seu bebê está fazendo a pega errada. Como é que se corrige isso?

Em primeiro lugar, vamos deixar claro que é normal que alguns bebês demorem alguns dias para conseguir se encontrar com o peito. É um aprendizado!

Por isso, a mãe precisa ter paciência para ensiná-lo, do mesmo modo que vai ensinar a ele tudo sobre a vida. Vocês ainda estão se conhecendo, então é normal que os bebês não consigam pegar no primeiro, no segundo ou no terceiro dia.

Não se preocupe com isso. Eu já vi crianças que só conseguiram fazer a pega correta no décimo primeiro dia de vida. O principal é que você evite o uso de bicos, mais adiante vou explicar o motivo.

A pega errada oculta

Além da pega errada, como falamos anteriormente, existe o que eu chamo de "pega errada oculta", sobre a qual ninguém nos orienta. A pega errada oculta tem a ver com os movimentos de sucção.

Muitas vezes a pega parece correta (boca de peixinho, queixo encostado na mama), mas a sucção não está perfeita. É possível visualizar a pega errada oculta por meio do ritmo do bebê, da abertura e do fechamento da boca, da observação dos músculos que estão sendo trabalhados durante a mamada.

No entanto, muitas vezes não conseguimos visualizar o que está acontecendo dentro da boquinha. Por isso, é preciso entender e analisar o que está acontecendo do lado de fora, para imaginar o que se passa lá dentro.

No curso *Amamentação sem Complemento*, eu ensino com detalhes como fazer isso. Nele, há também um passo a passo para você corrigir a pega do seu bebê. Saiba mais sobre esse curso, na página *www.sintoniademae.com.br/curso-amamentacao-sem-complemento-livro*.

Como iniciar e finalizar a mamada: passo a passo da amamentação

Antes de mais nada, mantenha a calma. Uma das coisas que percebo é que o grande erro da maioria das mães, principalmente no início da amamentação, é não se preparar antes de pôr o bebê para mamar.

Muitas vezes o bebê está chorando, o que desequilibra o emocional da mãe. Ela quer fazer de tudo para que o filho pare de chorar. Então, o impulso dela é pegar o bebê imediatamente, sentar-se de qualquer jeito, abrir a blusa e o sutiã e colocá-lo no peito. Não é assim!

Nesses casos, as chances de o bebê pegar errado são grandes. Assim, para o sucesso da amamentação, é essencial que você se prepare antes. Preste muita atenção ao início da mamada, sobretudo nos primeiros dias.

Uma dica valiosa é não deixar o bebê chegar ao limite da fome para iniciar a amamentação. Quando isso acontece, o bebê pode se irritar no peito e ficar sem paciência, dificultando o aprendizado.

Atenda-o aos primeiros sinais de fome. Dessa forma, o bebê está mais disposto a aprender. E você tem mais tempo para realizar o preparo das mamas.

Não há problema se o bebê estiver chorando. Esse choro não significa sofrimento. É normal. Bebês choram mesmo, porque essa é a única forma de comunicação que eles têm. Eu sei que incomoda, até porque o choro foi feito para incomodar mesmo.

Deixe esse bebê com o pai ou com aquela pessoa da rede de apoio que é seu principal suporte, vá para o seu cantinho da amamentação e se prepare. Fique tranquila que você não vai deixar o bebê chegar ao extremo do choro e da fome para iniciar a amamentação. É só um tempinho curto para você se preparar.

Se você gostar, coloque uma musiquinha suave, tranquila, porque isso vai acalmar o bebê e você. A luz também deve ser suave e bem gostosa. A meia-luz é o ideal. Se o quarto for muito claro, feche um pouco as cortinas, que isso já deixa o ambiente muito aconchegante.

A ideia é criar um ambiente propício à criação de um vínculo com o bebê, onde você possa prestar total atenção nele. Essa concentração é muito importante nesse momento de tantas mudanças pelo qual vocês estão passando. Nessa hora é importante não ficar com a televisão ligada, não olhar o celular, estar longe das visitas e do movimento da casa.

Se você tem outros filhos, é importante se retirar um pouquinho para amamentar. O objetivo é realmente gerar uma conexão com o bebê, uma sintonia, que permitirá que tudo flua muito melhor.

Há uma explicação científica para isso também: a ocitocina, hormônio responsável pela descida do leite, está diretamente relacionada com nosso estado emocional. Se estamos nervosas, tensas, irritadas, preocupadas, conversando, desconcentradas, a ocitocina vai ser liberada em menor quantidade.

Por outro lado, se estivermos confortáveis, nosso corpo relaxado, num ambiente gostoso, pensando no bebezinho, sentindo o cheirinho dele, tocando na pele dele, a ocitocina fluirá muito melhor do organismo. Isso faz toda a diferença realmente.

Se você tem uma poltrona de amamentação, acomode-se nela e relaxe. Se não tem, pode usar a caminha auxiliar no quarto do bebê, ou qualquer outro lugar tranquilo. Ajeite-se com almofadas para que fique bem confortável. Acomode sua coluna, porque você vai ficar nessa posição por muito tempo.

1. Sente-se com calma e respire. Na hora de amamentar, é muito importante que todos os seus músculos estejam soltos e relaxados, especialmente os do ombro e do pescoço. Se possível, ponha uma almofadinha bem atrás das suas costas para se ajeitar melhor.

2. Procure ficar bem à vontade, se estiver calor, pode tirar a sua roupa. Tome muito cuidado com roupas apertadas ou que não possam ser afastadas. Procure usar roupas de botão. É muito importante que o bebê tenha a oportunidade de ter o contato pele com pele. Se estiver frio, não enrole o bebê em manta, isso pode deixar vocês muito afastados um do outro. Após posicionar o bebê bem coladinho ao seu corpo, jogue uma manta por cima de vocês dois.

3. Uma vez que você estiver bem confortável, beba um copo de água. A hidratação é fundamental para a produção de leite. De repente, se você deixa para beber água ao longo do dia, pode acabar se esquecendo. É normal que, com a rotina e os cuidados do bebê, nos esqueçamos de nós. Esse copo d'água antes de iniciar a mamada é uma garantia de que você não vai esquecer de se hidratar. Aproveite esse momento de ingestão de água para respirar, relaxar e se desligar das coisas, dizendo a si mesma: "agora vou amamentar."

4. O próximo passo é preparar a mama.

PREPARAÇÃO DA MAMA

– *Tenha calma.* Principalmente nos primeiros dias, não podemos ficar apavoradas para colocar o bebê no peito. Depois que você estiver acomodada, com a almofada de amamentação posicionada, prepare a mama.

– *Massagem.* A primeira coisa que vamos fazer é uma massagem, porque o leite que fica armazenado na mama quase sempre fica gelatinoso. Se não fosse esse recurso, nossa mama seria como uma torneirinha aberta. No entanto, espesso assim, o leite dificulta a mamada, pois é mais difícil de ser puxado pelo bebê. O que vamos fazer é dissolvê-lo com a massagem de pressão e movimento com as pontas dos dedos. Com os dedos, você aperta a mama e faz movimentos circulares. Comece perto do bico e vá se afastando, sempre em movimentos circulares, contornando toda a mama. Não pode ser uma massagem levinha, que não dá resultado. Os movimentos devem ser bem vigorosos, com pressão em toda a volta, porque é preciso aquecer essa mama e movimentar mesmo. Após, segure a mama na palma da sua mão, e faça movimentos para cima e para baixo, como se estivesse chacoalhando, como se estivesse batendo um *milk-shake*. Assista ao vídeo explicativo neste link: *www.sintoniademae.com.br/livro*.

– *Tire um pouco de leite e passe sobre o bico e a aréola.* Com a mão formando um "C" com o polegar e o indicador, você vai apertando de cima para baixo, como se estivesse trazendo o leite lá de cima em direção ao bico. Então, aperte entre a região escura e a região mais clara da pele, para tirar algumas gotinhas de leite. Espalhe-as ao redor do bico e da aréola para lubrificá-los. A boquinha do bebê precisa deslizar na aréola porque, se ficar travada, o bebê não consegue mamar direito e isso pode ferir a sua mama. Antigamente, as pessoas recomendavam passar óleo de cozinha, porque já sabiam da importância da lubrificação da aréola. Mas nada de óleo de cozinha, hein? Você vai fazer isso com seu próprio leite.

– *Observe se o mamilo ficou sobressaliente e lubrificado.* Nem todas as mulheres têm o bico muito protruso. Se esse for o seu caso, é ainda mais importante fazer a lubrificação. Só de você tirar um pouco de leite já ajuda a saída do bico. Você pode fazer um teste de flexibilidade para saber se o bico está pronto para a mamada: mova-o para cima e para baixo. Se ainda estiver duro e difícil de movimentar, tire mais um pouquinho de leite e vá passando ao redor do bico, até que ele fique bem lubrificado e flexível.

– *Nunca ofereça o peito se o bico estiver muito enrijecido.* Isso pode acontecer especialmente nos dias da apojadura, quando o leite desce, mais ou menos no terceiro dia depois do parto. Nesse período, a mama pode estar com muito volume de leite e a região onde ele é armazenado, naquelas ampolinhas embaixo da aréola, pode estar muito cheia, muito entumecida, o que vai dificultar a pega e a sucção do bebê. Por isso é importante amaciar e lubrificar a região. Agora que você já preparou a mama, está pronta para pôr seu bebê no peito!

Como estimular o bebê a fazer a pega correta

Agora que o bico está preparado, bem lubrificado, chegou a hora de pegar o bebê. Vamos posicionar a almofada de amamentação que vai dar conforto para a mãe e, principalmente, para o bebê.

– *Posicione o bebê*. Você deve escolher a posição mais confortável para você, mas fique sempre atenta à postura da criança. A cabecinha dela deve ficar bem no ângulo do braço curvado, com sua mão no bumbum dela. Vou dar uma dica de ouro! Posicione a cabecinha do bebê bem de frente para a mama, de modo que o bico do seu peito fique apontado para a região entre o lábio superior e o nariz dele. No primeiro momento você vai deixar o ombro bem solto e o bebezinho um pouco longe do seu corpo. É bom lembrar que a barriguinha do seu filho deve ficar colada com a sua barriga.

– *Estimule o instinto de procura.* Passe o bico do peito no lábio inferior do bebê. Isso vai fazer com que ele abra a boca. Se ele não abrir a boca de primeira, não tenha pressa. Continue estimulando.

– *Introduza o mamilo e a aréola na boca do bebê.* Você pode usar a técnica da prega. Para fazer essa técnica, segure a área entre a parte mais escura e mais clara da mama com o polegar e o indicador e aperte, como se fosse fazer a parte de cima tocar na de baixo. Com o bico do peito voltado para cima, introduza-o o mais profundamente possível na boquinha do bebê. Assim, ele vai abocanhar quase toda a região da aréola.

Se a pega for correta, grande parte da aréola vai ficar dentro da boca do bebê. Se o bebê tiver dificuldade de se manter assim, você pode continuar segurando na prega por mais um tempo, até que ele consiga se manter acoplado sozinho. Ao perceber que o bebê está só no bico, com aquela sucção curta e rápida, você deve tirá-lo do peito e começar tudo de novo.

Se o bebê não pegar direito, introduza seu dedo mindinho no cantinho da boca dele. Isso vai tirar a pressão da sucção e o bebê vai abrir a boquinha, então você vai tirá-lo do peito e recomeçar. Nunca tire o bebê do peito sem antes fazer com que ele abra a boca, porque o movimento de sucção vai puxar seu bico, e isso vai doer e pode provocar fissuras.

Quando a pega é bem-feita, você percebe que ele fica com a boca bem aberta e o lábio inferior virado para fora, com boca de peixinho. Algumas vezes dá até para ver a linguinha entrando e saindo. Essa mamada é eficiente, como um desentupidor de pia, e você vai perceber que está extraindo bem o leite.

APROVEITE PARA RELAXAR

O bebê está ajustado no peito, mamando direitinho, então você pode relaxar. Se quiser, coloque uma almofada na cabeça para apoiar. Dessa forma, sentada na poltrona e toda apoiada, você pode até tirar um cochilo.

Eu vejo muitas mães piscando e batendo cabeça durante a amamentação, resistindo ao sono. Recomendo que você não perca essa oportunidade de descansar. Esse cochilo durante a mamada é muito reparador. Cinco minutos parecem meia hora de descanso. Isso acontece porque nosso organismo libera endorfina, o que promove o relaxamento.

Outra coisa interessante é usar bolsinhas térmicas, como aquelas feitas com ervas, na região da nuca e dos ombros. Isso ajuda a relaxar, elimina as tensões e melhora a circulação sanguínea. Além de deixar mais gostoso esse momento da amamentação, você estimula a sua produção de leite.

COMO FINALIZAR A MAMADA

É fundamental que você entenda que não existe um tempo certo para a mamada. Quem vai decidir o momento de largar o peito é o bebê, quando se sentir saciado. Se você notar que ele dormiu, está bem esparramado e molinho, quando você levanta a mãozinha, ela cai, isso significa que o bebê está satisfeito. É hora de colocá-lo para arrotar.

Se depois de arrotar o bebê ficar impaciente, você deve levá-lo de volta ao peito, porque ele ainda não está satisfeito.

Antes de trocar o lado da mamada, é importante que você tenha a sensação de ter esvaziado a mama. Como você viu neste livro, o leite materno muda. Para que o bebê ganhe peso a contento, ele precisa mamar o leite posterior, que é mais rico em gordura. E isso não acontece se você trocar o bebê de peito antes de esvaziá-lo.

Depois de esvaziar um peito, passe para o outro. E tudo bem se o bebê ficar satisfeito antes de esgotar essa mama. Na próxima mamada, você deve começar por ela.

Depois que o bebê está completamente satisfeito, você deve encerrar a mamada do mesmo jeito que começou. Tire um pouco de leite e lubrifique a aréola e o mamilo. Deixe secar e só então feche o sutiã. Esse leite vai protegê-la de rachaduras.

Posições para o bebê arrotar

Agora você vai conhecer as três posições clássicas para colocar o seu bebê para arrotar. Antes de explicar cada uma delas, vale dizer que esta é uma tarefa muito legal para o papai. Estimule a participação dele.

Você já fez a sua parte, cumpriu sua missão, amamentou superbem. Agora é hora de descansar um pouquinho, enquanto o pai tem o momento dele fazendo o bebê arrotar.

A *primeira posição* é com o bebê na vertical, virado para você e com o rostinho encostado no seu ombro. Você pode dar tapinhas de leve nas costinhas dele para facilitar a saída desse ar.

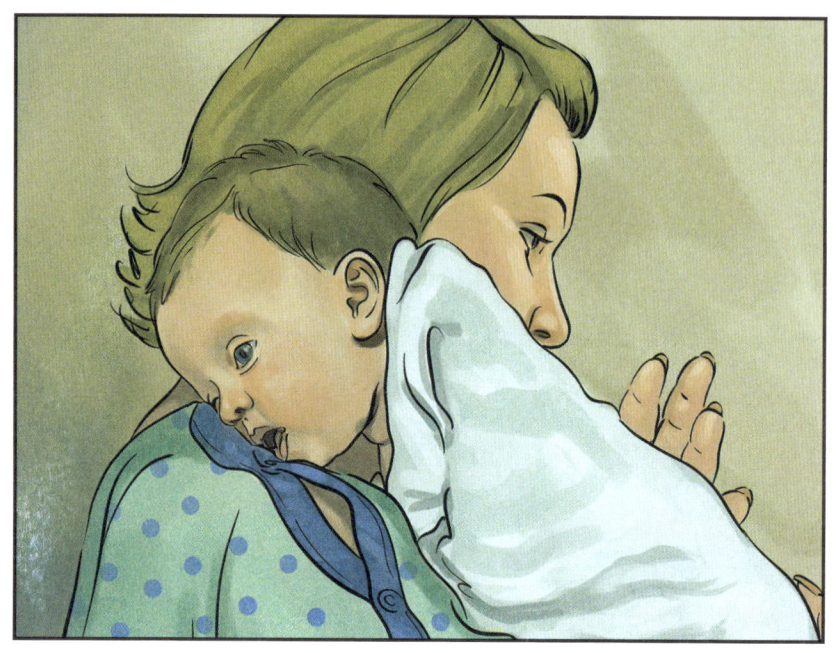

Primeira posição para o bebê arrotar

Já na *segunda posição*, você coloca o bebê de costas para você, encostado na sua barriga. Com o braço debaixo do bumbum dele, você dobra de leve suas perninhas, como se ele estivesse sentadinho, e eleva devagar, para facilitar a saída do ar.

A terceira posição é aquela que os papais adoram segurar os bebês, e os bebês também adoram ficar assim com o pai, porque normalmente homem tem a mão grande e eles gostam dessa sensação do toque.

O bebê fica deitado de bruços no braço, a mão do pai apoiando a barriguinha, e as pernas ficam penduradas,

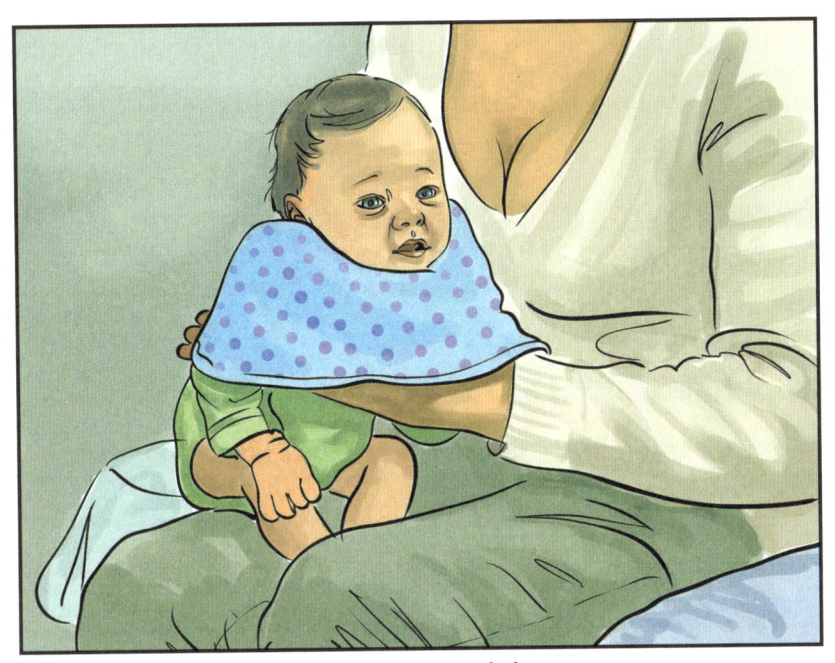

Segunda posição para o bebê arrotar

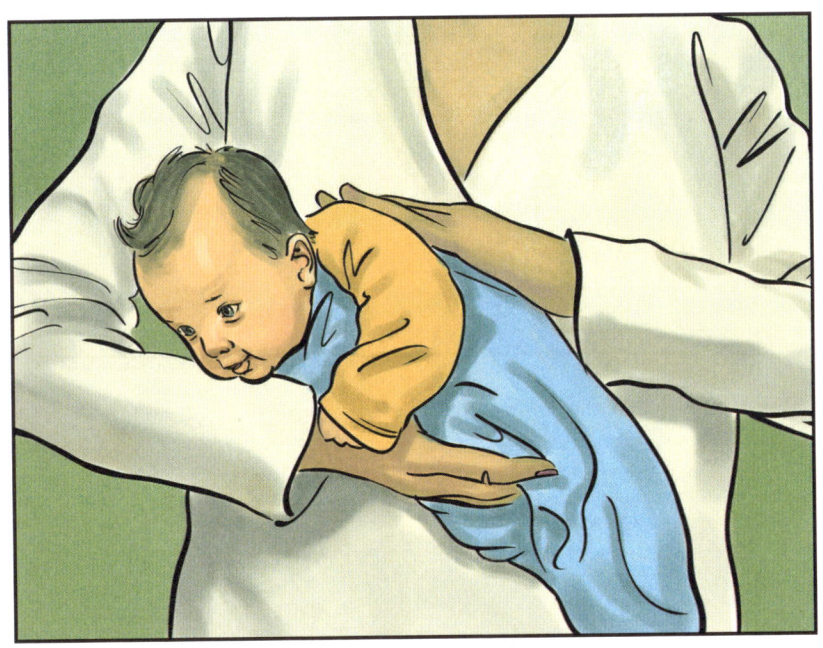

Terceira posição para o bebê arrotar

caidinhas para baixo. Se quiser, também pode dar uns tapinhas de leve nas costas dele para ajudar a sair o ar. Eu recomendo que você dê dez minutos para o bebê arrotar. Se ele não arrotar nesse tempo, não tem necessidade de ficar esperando.

Vamos usar uma outra maneira. Coloque esse bebê deitado de lado no carrinho ou no bercinho. Muito importante que ele fique deitado do lado direito (porque o estômago fica do lado esquerdo).

Você pode estar se questionando: "Mas deitar o bebê de lado?!" Calma. Você não vai botar o bebê para dormir assim. A recomendação da Academia Americana de Pediatria é que o bebê deve dormir de barriga para cima, está é a posição mais segura para se evitar engasgos e morte súbita.

Nesse caso, você vai ficar ali do lado, observando. E em pouco tempo, ele deve começar a se sentir incomodado e impaciente. Então, levante o bebê, que ele vai soltar o arroto. Esse movimento facilita o deslocamento do ar dentro do estômago, e aí ele sai.

O tempo e a frequência das mamadas

Eu sempre brinco dizendo que a mama deveria ser transparente e graduada em "ml" para podermos ver se o bebê mamou o suficiente. Essa é uma grande dúvida da maioria das mães, principalmente das que têm baixa produção de leite.

Muitas vezes, os bebês choram para mamar em intervalos muito curtos, de hora em hora por exemplo, e isso deixa as mães preocupadas: "Será que meu leite está sendo suficiente?" "Por que meu filho pede para mamar toda hora?"

Tudo isso faz com que as mães percam a confiança na sua capacidade de amamentar. Nós já mostramos o contexto histórico e os caminhos percorridos pela amamentação. De uma forma bem resumida: o aleitamento passou de algo natural e instintivo, para um assunto completamente teórico.

No início, a amamentação tinha importância vital, pois, como não existia fórmula, se o bebê não mamasse, ele estava condenado à morte. Com o surgimento do leite artificial, surgiu uma opção ao leite materno.

Esse período coincide com o momento em que as mulheres estavam saindo de casa para trabalhar, o que foi uma solução, porque elas não podiam deixar a mama junto com o bebê, aos cuidados de outra pessoa. Desse modo, as mães podiam ir para o mercado de trabalho e, ainda assim, os seus filhos sobreviviam.

No entanto, a taxa de mortalidade infantil começou a crescer muito, e a Organização Mundial de Saúde passou a se preocupar com o declínio da amamentação e a perceber que o leite da mãe era fundamental para a saúde dos bebês. Nesta época, iniciou o movimento de retomada do aleitamento materno, promovido principalmente por órgãos de saúde pública.

No entanto, ninguém sabia mais como amamentar, já tínhamos esquecido. E a lactação virou algo puramente teórico. As equipes de saúde criaram regras para tentar orientar essas mães para que reaprendessem a amamentar. Só que elas seguiram a regra que valia para os leites artificiais na mamadeira: oferecer a cada três horas.

É a partir dessa confusão que surgiu essa história de amamentar a cada três horas, mas isso não vale para o aleitamento materno exclusivo. A forma correta de amamentar é em livre demanda. Não existe uma regra de horário e, toda vez que tentamos impor uma, não dá certo. Em algum ponto esse aleitamento vai falhar, seja na produção do leite, seja no ganho de peso do bebê, seja em tantas outras coisas que vemos por aí.

O que temos que fazer para a amamentação ser bem-sucedida é deixar por conta do bebê e confiar nele. É ele que manda. O bebê sabe a hora que tem fome ou sede. Às vezes ele vai mamar por mais tempo, porque quer o alimento, quer encher a barriguinha. Em outros momentos, ele mama por menos tempo, porque está só com sede.

Deixar o bebê escolher e oferecer o peito sempre que ele pedir seria o padrão ideal de amamentação e também uma garantia para a produção de leite suficiente para as necessidades da criança. Quanto mais a mama for estimulada, quanto mais sucção houver, mais leite é produzido. É uma fonte infinita!

Além disso, é importante dizer que o sucesso da amamentação está inserido em um contexto muito maior. É muito fácil, quando algo não dá certo, culpar a mãe. Nós sempre carregamos essa culpa, porque, afinal, como íamos saber que era a regra que estava errada?

Mas quem foi que nos orientou, que deu exemplo, que ensinou a fazer a pega correta, que nos apoiou nos momentos difíceis? Quem é que, ao fazer uma visita, percebeu que havia uma louça na pia, uma roupa para lavar e se dispôs a fazer isso por nós, nos liberando para nos concentrarmos apenas no bebê?

Mitos e erros: perguntas mais frequentes

Agora eu vou responder a algumas perguntas que muitas mães me fazem e que também podem lhe ajudar. Espero que você esclareça as principais dúvidas desta fase.

QUANTO TEMPO MEU BEBÊ DEVE FICAR NO PEITO?

Não há um tempo definido. Os bebês mais novos, principalmente nos primeiros dias de vida, ficam muitas horas no peito. Contudo, eles não ficam todo esse período fazendo uma sucção efetiva. Os bebês não conseguem manter o ritmo constante e dormem muito.

Então, o seu filho pode até ficar muito tempo no peito, mas ingere pouco leite. Por isso, ele não consegue fazer um intervalo muito grande entre cada uma das mamadas. Por isso, você tem a sensação de que o bebê está a toda hora no seu peito.

Acredite, a natureza é sabia. O seu bebê está auxiliando com que o leite desça logo. Ao ficar bastante tempo junto com você, que é o aconchego que ele conhece, o bebê está estimulando muito a mama, mesmo não fazendo uma mamada efetiva. Então, quanto mais você ficar com o bebê no peito, mais rápida será a descida do leite.

À medida que seu filho cresce, adquire mais força muscular, o ritmo de sucção se torna mais intenso e ele consegue fazer mamadas eficientes de 10, 20 ou 30 minutos. Isso depende muito de cada um.

O que importa saber é que, à medida que ele consegue extrair o leite de maneira mais eficiente, fica menos tempo no peito e espaça um pouco mais o intervalo entre as mamadas.

EU PRECISO TROCAR DE PEITO? QUANTO TEMPO O BEBÊ DEVE FICAR EM CADA MAMA?

O ideal é colocar o bebê em um peito e deixar até ele soltar. Você precisa perceber que a mama ficou mais amolecida, que o bebê esgotou o leite dela.

Muitas mães acham que não esgotou, porque ainda sai leite, mas, como eu disse, a fonte é infinita. Não vai parar de sair nunca. O que você pode perceber é um alívio na mama, que ela está mais murchinha e que o bebê fez uma sucção efetiva.

Depois que o bebê largar o peito, coloque-o para arrotar. Se ele não estiver saciado, vai reclamar e querer mamar mais um pouquinho, então você vai oferecer a outra mama. Possivelmente ele não vai esgotar essa segunda mama, ficando nela apenas mais alguns minutos.

Quando ele largar, você o põe para arrotar e, na próxima mamada, inicia por essa mama que terminou. Você pode colocar um lacinho, uma fitinha para identificar a mama e começar por ela. Ou mesmo se deixar levar apenas pela sensação de mama mais cheia. É importante você começar a prestar atenção em seu corpo, dessa forma fica mais fácil de entender como ele funciona agora.

EU PRECISO ACORDAR O MEU BEBÊ PARA MAMAR A CADA TRÊS HORAS?

Se o bebê tem mais de 15 dias de vida e estiver pegando peso suficiente, não precisa acordar. Pode deixá-lo dormir, especialmente à noite. Agora, no caso de o bebê não estar ganhando peso suficiente, pelo menos nesse primeiro momento é bom acordá-lo se ele estiver dormindo mais que três horas. Se ele não conseguir mamar nesse momento, porque está muito sonolento, você pode dar o leite ordenhado no copinho. Isso fará com que ele desperte um pouquinho e não deixe um espaço tão grande entre as mamadas.

COMO DESPERTAR BEBÊS SONOLENTOS?

Técnicas para despertar bebês sonolentos

Alguns bebezinhos são muito sonolentos, com isso têm dificuldade para retirar leite suficiente da mama e esvaziá-la, podendo ter alguns problemas de baixo ganho de peso. Nesse caso, é preciso acordá-los a cada três horas para serem amamentados. Existem duas técnicas que podem ser decisivas nesse processo e fazer toda a diferença entre o bebê engordar ou não.

A *primeira* é a Estimulação Labiríntica, que consiste em deitar o bebê em seu braço, apoiando a nuca dele com uma das mãos e estabilizando o tronco com a outra. Com o bebê bem firme, faça um movimento de balanço para os lados. Essa técnica estimula o cerebelo dele, aquela parte do cérebro que nos dá sentido de segurança e equilíbrio. É como se o cérebro do bebê fosse estimulado a passar a seguinte mensagem: "Olha, eu vou cair, preciso ficar atento." Um pouco que você faça esse movimento já é suficiente para o seu filho despertar. Então, você pode colocá-lo no peito, sem esquecer toda a preparação de início de mamada que já aprendeu.

Com a *segunda técnica* o seu bebê terá acesso mais rápido ao leite posterior, o leite gorduroso, que facilita o ganho de peso dele. Comece fazendo uma ordenha manual. Você massageia a mama e retira uma boa quantidade do leite inicial, guardando esse leite num copinho.

Depois, se precisar, você pode oferecer esse leite ao bebê, afinal é muito melhor complementar a mamada com seu próprio leite ordenhado do que com fórmula. Feita a ordenha, coloque o bebê para mamar. Enquanto o bebê não aprende a mamar, não tem força e ritmo para coordenar sucção, deglutição e respiração, você pode simplesmente facilitar a vida dele.

COMO SABER SE O MEU BEBÊ ESTÁ SATISFEITO?

Estes são alguns sinais de saciedade:

– *Boca travada.* Ele cessa a sucção e começa a realizar o fechamento da boca. Mesmo que você estimule e passe o bico, o seu filho continua com a boquinha travada. Não reage a estímulo na região dos lábios, não apresenta reflexo de procura. Quando tocamos o lábio e a bochecha do bebê, ele não se vira buscando o toque, como faz quando está com fome.

– *Língua para fora.* Essa é a posição que ele usa para mamar. Quando está saciado, ele descansa a língua para fora e fica assim por um tempinho, mesmo que você o estimule.

– *Mordidas no peito.* Um movimento rápido e muitas vezes descoordenado de abrir e fechar a boca indica saciedade. Você pode tirá-lo do peito colocando o dedo mindinho no canto da boca, como ensinei antes.

– *Braços soltos e largados.* Quando o bebê está bem satisfeito, entra num estado mais profundo de sonolência e os bracinhos ficam bem soltinhos. Você pode levantá-los que, ao soltar, eles despencam sem resistência nenhuma.

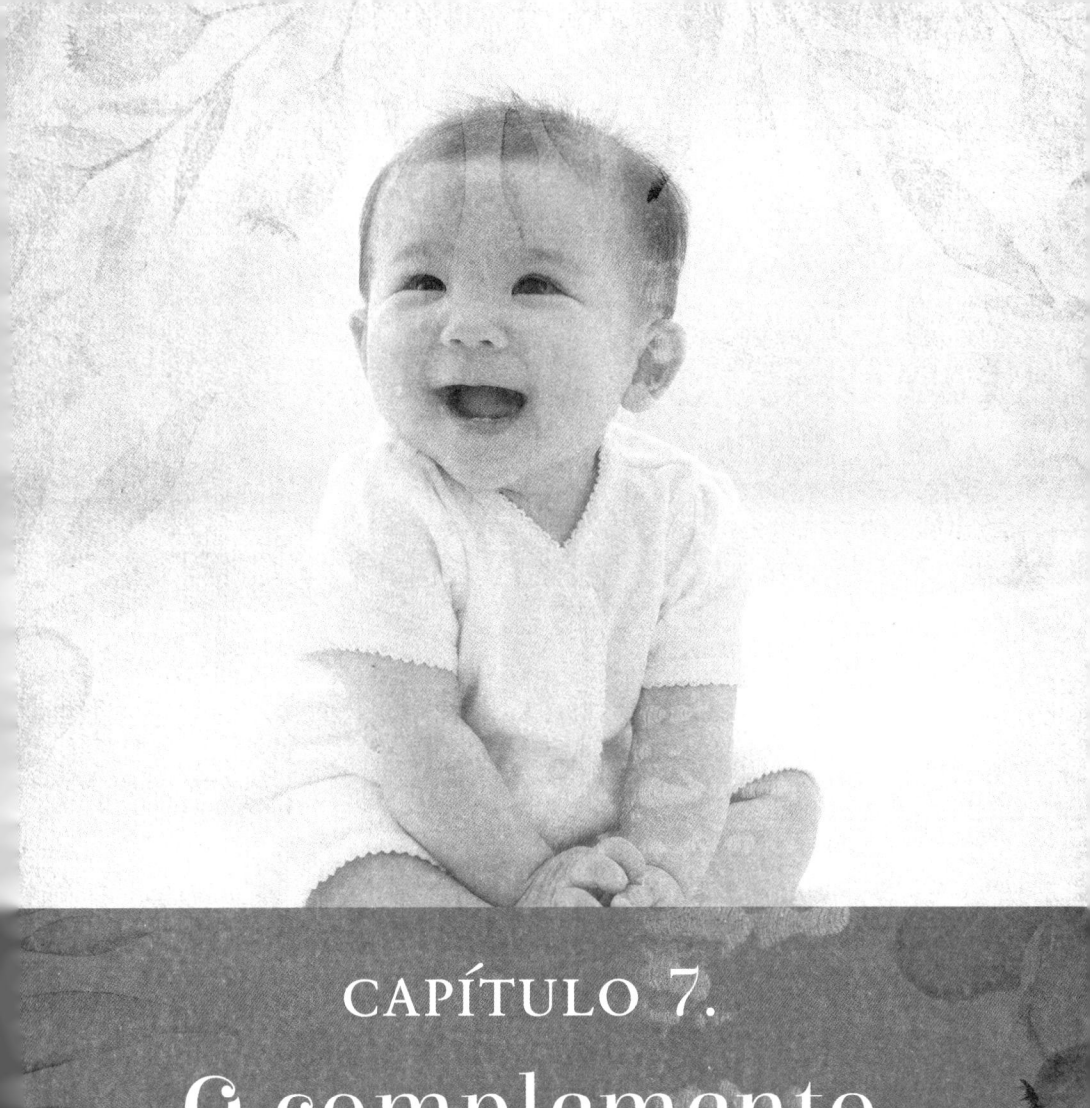

CAPÍTULO 7.
O complemento e os bicos artificiais

A cultura da mamadeira e da chupeta: abordagem histórica

Vivemos em uma cultura de mamadeira e chupeta. Na maioria das listas de enxovais aparecem um conjunto de mamadeiras, e de chupeta também, para você comprar antes mesmo de o bebê nascer. A mãe nem sabe se vai precisar de uma chupeta, mas ela já está lá a postos, na mala da maternidade.

Muitas maternidades não recomendam o uso da chupeta, mas mesmo assim as mães levam, provavelmente por uma sensação de segurança. A ideia é: "Não quero dar, mas vou levar porque, se precisar, está à mão".

Você pode observar também que a maioria dos desenhos de crianças e representações de bebê envolvem uma mamadeira ou uma chupeta. Esses objetos já viraram um símbolo relacionado aos recém-nascidos.

Nós não temos a cultura de lidar com um bebê sem mamadeira e imaginamos que, cedo ou tarde, em algum momento de vida, ele vai mamar na mamadeira ou chupar uma chupeta.

A chupeta foi citada pela primeira vez na literatura médica no fim do século XV, mas já foram encontrados escritos do século II e IV que diziam que objetos açucarados e mel eram usados para acalmar os recém-nascidos.

Escavações de tumbas de bebês que viveram há 3.000 anos também revelaram a existência de peças feitas de argila, em formato de animais, como porco, sapo ou cavalo, com um orifício pelo qual era introduzido mel ou alguma outra substância, na boca do animal, que permitia que a criança sugasse o seu conteúdo.

Em 1506, Albrecht Dürer, na tela *Madonna with a Siskin*, representou a chupeta como um pedaço de pano amarrado em forma de chumaço que continha algum alimento (pão, grão, gordura, carne ou peixe), ou era embebido em líquido doce, sendo utilizada para acalmar e também nutrir a criança. Certamente, esse pintor apenas representou na tela um costume da época.

Também existem referências de que essas primeiras "chupetas" podiam ser mergulhadas em produto alcoólico (como um *brandy*) ou conter opiáceos, sendo usadas para tranquilizar as crianças com fome ou com dor, fazendo-as dormir.

No final do período industrial, com o declínio da amamentação, as crianças precisavam suprir sua necessidade de sucção. Então, foi criado esse hábito de sucção não nutritiva que se tornou muito frequente. Antes disso, quando o aleitamento no peito em livre demanda era predominante, a amamentação satisfazia as necessidades nutricionais e emocionais dos bebês.

As chupetas modernas tiveram origem com base nos mordedores oferecidos às crianças por ocasião do início do nascimento dos dentinhos, com o objetivo de confortá-las. Seu nome em inglês, *pacifier*, deixa bem clara essa sua função de acalmar (em inglês, *pacify*).

A fisiologia do bebê

REFLEXOS E FUNÇÕES PARA SOBREVIVÊNCIA

Quando nascemos, trazemos conosco alguns reflexos e funções inatos, essenciais para nossa sobrevivência.

Outras funções de que precisaremos no futuro devem ser aprendidas. Os *reflexos orais* surgem ainda na vida intrauterina e vão até mais ou menos os quatro meses de idade.

A *respiração*, por exemplo, é uma função inata. Assim que o cordão umbilical é cortado, o bebê precisa inflar seus pulmões e respirar, sem que ninguém ensine isso a ele.

O primeiro reflexo do bebê é o da *procura*. Quando está com fome, ele abre a boquinha e começa a procurar por todos os lados o que pode sugar. Esse é um instinto de sobrevivência muito forte.

A *sucção* é uma função inata. O bebê já nasce com o instinto neural de sucção muito grande, pois precisa mamar. Então, é natural para ele querer sugar tudo o que vê pela frente. Esse é um reflexo tão importante que falaremos mais dele logo adiante. A *deglutição*, o ato de engolir, também é uma função com a qual nascemos.

A coordenação desses reflexos de sucção e deglutição só acontece após a 34ª semana de vida intrauterina. Por isso recomendo muito cuidado com as cesáreas agendadas. Muitas vezes, logo que a gestação completa 38 semanas, decide-se que o bebê já pode nascer. Na verdade, o nascimento pode acontecer até a 42ª semana, justamente porque é possível haver um erro de cálculo. A concepção acontece em momentos diferentes para cada bebê e nós não temos como saber com certeza absoluta em que momento foi. Se o bebê nasce antes de ter seus reflexos coordenados, isso pode prejudicar muito o processo de amamentação.

O reflexo de sucção funciona assim: quando a criança está com *sono ou com fome*, *vira a cabecinha* para procurar alguma coisa, *abre a boquinha*, projeta a língua para a frente e *abocanha* o que estiver ao seu alcance – não importa se é o dedo, o braço da mamãe, o peito ou a chupeta. Ela vai sugar porque essa é uma necessidade vital.

Após os seis meses de vida a sucção passa a ser voluntária. Não é mais aquele reflexo inato. Se o bebê vê a mama e está com fome, pede para mamar. Com o crescimento do bebê e a diminuição da necessidade de sucção, começa a surgir a possibilidade de *mastigação*, que é uma função que deve ser *aprendida*.

Ela também vai ser fundamental para a sobrevivência do bebê, para que ele ingira os alimentos. No entanto, para desenvolvermos uma boa mastigação, são essenciais o treinamento e o reforço da musculatura por meio da amamentação no peito.

Enquanto não for inibido o reflexo de procura e sucção, o bebê não está pronto para mastigar, por isso a introdução alimentar só deve ser feita depois dos seis meses.

Outra função inata é a *expressão facial*. O bebezinho, logo ao nascer, já faz caras e bocas, e em pouco tempo já parece sorrir. Isso é encantador e cativa os adultos para que cuidem dele.

Mas a *fala* é uma forma de se expressar mais complexa e por isso deve ser *aprendida*. Para que a criança não tenha problemas de fala, é preciso que a musculatura esteja boa, no lugar, forte e bem trabalhada.

REFLEXOS DE PROTEÇÃO

Um dos mais fortes reflexos de proteção do bebê é a *mordida*. Ele surge ao nascer e se estende até os 7 ou 9 meses de vida.

Quando o estômago do bebê está cheio, ele se sente satisfeito e não precisa mais de alimento, começa a morder o peito. Essa é a forma de comunicar que, para ele, já chega.

Outro reflexo é a *náusea*, muitas vezes ativada por não respeitarmos a saciedade do bebê. Por exemplo, quando damos complemento, é comum que o médico receite uma determinada quantidade. Vamos supor que o médico tenha passado 90 ml. O que a mãe faz? Insiste com o bebê até que ele tome todos os 90 ml. Mas isso pode ser muito para o bebê em determinado momento. Então ele acaba vomitando o excesso de leite.

Há também um reflexo que se inicia ao nascer e se mantém. Trata-se do GAG, a projeção da língua para a frente com objetivo de expulsar um alimento da boca. É uma espécie de ânsia de vômito, mas não engasgo, funciona inclusive para autoproteção contra o engasgo. Muito comum durante a introdução alimentar, é um jeito do bebê mover a comida que estava à caminho de ser engolida mas ele percebe que precisa ser mais mastigada.

A FACE DO RECÉM-NASCIDO

Ao nascer, o bebê tem o queixo bastante retraído e o desenvolvimento da mandíbula será favorecido pelos movimentos da sucção no peito.

Ao mamar, o bebê faz movimentos rápidos e sincronizados, trabalhando mais de 20 músculos da face e do pescoço. Todo esse trabalho muscular feito durante a amamentação vai permitir que a face da criança cresça harmonicamente.

Os músculos em volta dos lábios, com os quais o bebê prende a mama à boca, ficam firmes, de modo que a criança consiga manter a boca fechada. Depois de mamar, a postura de repouso correta é com a língua tocando o céu da boca e a boca fechada. Isso significa que todos os músculos estão descansando numa postura correta, perfeita e favorável para o desenvolvimento das funções de respiração e mastigação.

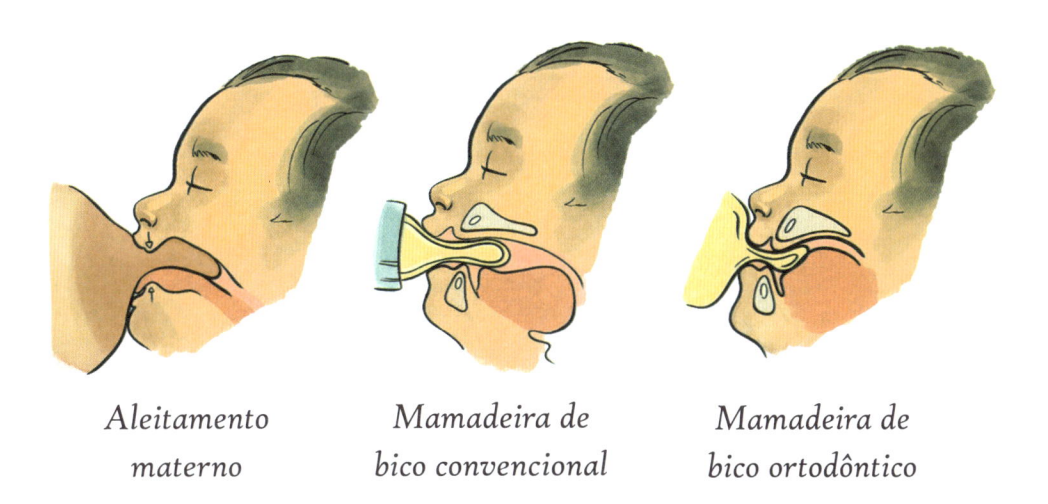

Aleitamento materno — *Mamadeira de bico convencional* — *Mamadeira de bico ortodôntico*

A imagem apresenta uma comparação entre o que acontece dentro da *boca do bebê ao mamar no peito*, na *mamadeira de bico convencional* e na *mamadeira de bico ortodôntico* (que de ortodôntico não tem nada).

A posição do bico do peito dentro da cavidade oral durante a amamentação é fisiológica, compatível com o crescimento. O bico vai até o fundo da boca do bebê, a língua vem para a frente, para estimular as ampolas armazenadoras de leite. Essa é a posição correta, compatível com o crescimento harmonioso.

Quando o bebê mama em uma mamadeira de bico convencional, a língua dele fica mais para trás. Por que isso acontece? O bico da mamadeira não chega ao fundo da boca da criança, por isso não jorra o leite lá atrás, mas sobre a língua do bebê. Como esse leite flui sem impedimento ou esforço, em grande quantidade, a criança precisa retrair a língua. Assim, ela está mais para trás, com a ponta baixa e o dorso levantado. Isso acontece para que o bebê não se afogue com essa grande quantidade de leite.

Esse bebê vai movimentar basicamente um músculo, o bucinador, que é o músculo da bochecha. Então, quando esse bebê mama, vai formar uma covinha na bochecha e pode acontecer de o músculo bucinador ficar forte demais, hipertrofiado. A consequência disso é que ele vai comprimir as arcadas dentárias do bebê, que ficam mais estreitas. O céu da boca fica mais elevado. Ora, o céu da boca é o chão da nossa cavidade nasal. Se ele se eleva, passamos a ter dificuldades de respirar, pois a passagem de ar é diminuída. A língua já está retraída, o músculo ao redor da boca não foi fortalecido como deveria, então o bebê não consegue manter a vedação labial e, por conta dessa combinação de fatores, essa criança começa a desenvolver uma respiração bucal, que traz sérios agravantes, como veremos mais à frente.

Na terceira imagem dessa sequência, o bebê está mamando em um bico ortodôntico, que não tem muita diferença do bico convencional, ele só tem um apoio para a língua, que pode ser até pior.

Tudo isso vale também para a chupeta. Ela também posiciona a língua para trás, numa postura totalmente errada, que favorece a respiração bucal.

Problemas causados pelos bicos artificiais

A CONFUSÃO DE BICOS

A confusão de bicos se caracteriza pela dificuldade que o bebê tem de mamar no seio materno após ter utilizado bicos artificiais que são mamadeira, chupeta e bico intermediário de silicone.

A forma de o bebê mamar no peito, toda a ação muscular envolvida na amamentação, é muito diferente da ação muscular necessária para fazer a sucção na mamadeira, no copinho e na chupeta, principalmente no que diz respeito à posição da língua. Por isso, a introdução de qualquer bico artificial pode confundir o recém-nascido e acabar interferindo na amamentação. São praticamente dois os sinais que indicam confusão de bico e aos quais você deve ficar atenta.

O primeiro deles é quando o bebê começa a chorar depois de alguns segundos no peito. Ele larga esse peito e não quer mais de jeito nenhum. Essa é uma situação muito comum, e as mães em geral acham que o bebê está "rejeitando o peito".

O fato é que, mesmo que você dê bem pouquinho complemento, só uma vez por dia, depois da mamada da noite, porque está muito cansada e o médico sugeriu isso só para você poder descansar, seu bebê não entende o que está acontecendo.

Quando você oferece a mamadeira, a saída do leite é imediata, basta virar. No peito, o leite demora um pouco a começar a sair desde que ele começa a sugar. O que acontece é que esse bebê começa a ficar sem paciência e querer a facilidade que já experimentou antes.

O segundo sinal considero mais grave porque é mais difícil de se perceber. Aparentemente o bebezinho está mamando bem no peito da mãe, mas, com o tempo, a produção de leite começa a diminuir. Isso acontece porque, quando vai ao peito, o bebê imita os movimentos da mamadeira e, com isso, não consegue fazer uma boa extração de leite. A consequência disso é que a mama é menos estimulada, e a produção de leite cai. A natureza é sábia, com ela não há desperdício.

O que acontece então? Entramos no perigoso *ciclo do desmame*. O bebê mama menos, a mãe produz menos leite. Se a mãe produz menos leite, o bebê precisa de mais complemento. Quanto mais é complementada a alimentação do bebê com leite artificial, menos ele mama no peito e menos leite materno é produzido. Cria-se, então, um círculo vicioso que poderá levar ao desmame precoce. Pode não ser imediatamente, mas em dois, três ou quatro meses, a chance de desmame é grande.

SUCÇÃO NÃO NUTRITIVA

A sucção não nutritiva é representada por aquela que o bebê faz na chupeta, no dedo ou mesmo no peito. Não há a função de alimentar a criança, mas apenas de satisfazer a necessidade oral dela. É um meio que a criança dispõe para se acalmar e é fundamental para o amadurecimento psíquico dela.

O recém-nascido mama porque tem fome, e isso lhe proporciona prazer porque a fome é saciada. A amamentação em livre demanda satisfaz tanto as necessidades nutritivas quanto as de busca por prazer do bebê.

Esse reflexo de sucção começa a mudar nos primeiros meses de vida, e mais ou menos entre o quinto e o sexto mês, já se torna um hábito. Mesmo sem fome, o bebê procura sugar, levando tudo o que lhe interessa à boca apenas para sua satisfação emocional.

POSSÍVEIS INFECÇÕES

As chupetas são reservatórios potenciais de infecção. Não importa quanto sejamos cuidadosas e as limpemos, é impossível manter essa chupeta totalmente livre de bactérias.

PROBLEMAS DENTÁRIOS

De 1980 para cá, muitos estudos mostraram diversos problemas dentários (como mordida aberta e mordida cruzada) provocados pelo uso prolongado e frequente da chupeta. Na tentativa de minimizar os efeitos prejudiciais, pesquisadores modificaram a forma das chupetas para que se moldassem melhor ao palato, diminuindo assim as forças que contribuem para a alteração da posição dos dentes. Então, surgiram as chupetas ortodônticas.

Nos anos seguintes surgiram estudos provando que essas chupetas ditas ortodônticas não resolviam todo o problema. Embora a chupeta seja muito empregada pelas famílias (eu acredito que 90%, 95% das crianças, bebês usam a chupetas hoje em dia), entre os profissionais da saúde ainda não existe consenso quanto ao uso dela. Muitos especialistas contraindicam a chupeta pelos problemas decorrentes da utilização dela; já outros, além de indicar o uso, procuram encontrar vantagens para ela.

SÍNDROME DO RESPIRADOR BUCAL

A Síndrome do Respirador Bucal foi muito bem descrita pela dentista Gabriela Doroty de Carvalho em seu livro *SOS Respirador Bucal*. Vários são os pontos que podem ser observados para se fechar o diagnóstico de respirador bucal. Por exemplo, se a criança dorme de boca aberta; se muitas vezes, durante o dia, fica de boca aberta; se os dentes ficam mais ressecados.

Uma das características da Síndrome do Respirador Bucal é a *mordida aberta*. A mordida ideal é quando os dentinhos de cima e de baixo se tocam, como uma tampa de uma caixa.

Na mordida aberta, a criança encosta os dentes e traz um no outro, mas não consegue tocar os da frente. Nessa postura, a língua vem para a frente, e a criança começa a ter alterações na fala, falar com a língua para fora.

O sistema de mastigação da criança também fica comprometido e começa a haver queixas de que ela não quer comer alimentos que necessitam de mais mastigação, como se tivesse "preguiça". Não é preguiça, ela simplesmente não consegue comer. Dessa forma, pode acabar apresentando problemas nutricionais.

Para essa criança, a boca é como se fosse o seu nariz; ou ela come, ou ela respira. Ela também tem chances de apresentar problemas respiratórios, como adenoide e amígdalas grandes, que no futuro podem precisar de um procedimento cirúrgico para correção.

O que acho o pior da síndrome do respirador bucal é que a criança fica muito cansada. Ela já não dorme bem, porque não respira bem, o oxigênio que vai para o cérebro não é o mesmo, a quantidade é muito menor. No fim, essa criança não tem um bom rendimento escolar e há uma possibilidade muito grande de desenvolver falta de atenção e de concentração.

Muitas vezes ela é considerada hiperativa. Tente tapar o seu nariz. Veja como se sente. Você vai ficar agoniado, agitado. Em um de seus estudos, Gabriela Doroty de Carvalho cita que os "respiradores bucais" geralmente são muito inquietos, de humor difícil, agitados e impacientes e, no entanto, quase nunca foram amamentados.

Diversas vezes avaliei crianças cujos pais tinham sido chamados à escola por conta de seu comportamento e, depois do diagnóstico e do tratamento, a criança vira um anjo. Ela na verdade não tinha problema de hiperatividade, mas respiratório.

Outra área que pode ser drasticamente afetada é o aprendizado, que requer atenção e memória. Os problemas maiores podem surgir na alfabetização, porque, antes disso, as famílias muitas vezes nem entendem muito bem o que está acontecendo. Até que, na alfabetização, todas as dificuldades que essa criança tem vêm à tona e ela precisa ser tratada o mais rápido possível.

Em meu consultório, vi muita criança assim e esse foi um dos motivos que me fez enxergar a amamentação como uma forma de prevenção desses problemas odontológicos e de desenvolvimento facial.

O sofrimento dessas crianças é enorme e o diagnóstico é muito difícil. Em geral, antes de chegar ao meu consultório, essa criança já tinha passado por psicólogo e vários outros profissionais que, isoladamente, não conseguem identificar o problema. Para atender uma criança com síndrome do respirador bucal, é preciso uma equipe multidisciplinar.

Por que acabamos dando a chupeta?

Agora nós já conhecemos os diversos malefícios do uso de bicos artificiais, e muitos deles não eram novidade. Então, por que continuamos dando chupeta a nossos bebês?

Uma das coisas que vejo acontecer com muita frequência é os pais verem, durante o exame de ultrassom, o bebê chupando o dedo dentro da barriga.

Isso acontece porque o reflexo da sucção surge na 19ª semana de vida intrauterina. Então, é absolutamente normal que os bebês chupem dedo dentro da barriga. Aliás, eles sugam o dedo, a mão, o cordão umbilical... Mas nem todos são pegos no flagra.

Quando os pais veem isso, porém, eles pensam: "Caramba! Vai chupar o dedo. É melhor comprarmos logo uma chupeta, porque se dentro da barriga já está assim..."

Mas isso não é indicativo de que ele vá chupar o dedo mais tarde. Essa atividade dentro da barriga da mãe é muito importante, porque o bebê precisa treinar a sucção intrauterina para mamar depois.

Com mais ou menos três meses de vida, acontece também o desenvolvimento das glândulas salivares, então o bebê começa a babar mais. Essa também é a fase em que ele já consegue levar a mão à boca. Ele também faz isso porque está reconhecendo suas extremidades, os limites do seu corpo. E isso é bastante saudável.

A fase de erupção dos dentinhos é outra que causa muita confusão, porque o bebê leva muito a mão à boca. Essa fase é muito propícia para a mãe colocar uma chupeta, afinal, "é muito melhor pegar a chupeta do que chupar dedo. Já que ele está levando a mão à boca, vamos insistir com a chupeta". E acaba insistindo tanto que o bebê aceita.

Como você pode ver, a questão do dedo é recorrente, e muitas pessoas me perguntam: "o que é melhor: o dedo ou a chupeta?" No entanto, muitas vezes o bebê nem vai de fato chupar o dedo, está apenas se reconhecendo, experimentando os limites do seu corpo, coçando a gengiva. Portanto, será que é mesmo necessário insistir com a chupeta?

Se ele de fato encontrar o dedão e você perceber que isso está começando a virar um hábito, tire a mãozinha dele da boca. Talvez seja o caso de colocar uma luvinha. Eu passei uma semana tirando o dedão da boca do meu filho. Não foi preciso introduzir chupeta. Eu tirava o dedão e dava o peito para ele sugar, afinal era um reflexo dele, uma necessidade que precisava ser suprida. Ele sugava um pouco, saciava a necessidade, cansava a musculatura e pronto; não pegava mais o dedo.

Realmente, a solução é pôr essa criança para resolver sua necessidade de sucção na mama. Se for muito cansativo, aí você pensa em uma outra possibilidade, mas se a mãe estiver muito empolgada e consciente, vai adorar fazer isso.

Nós ouvimos muito as reclamações de que o bebê está "chupetando o peito" e que isso não pode. Por que não pode? Chupetar num objeto de borracha, que pode inclusive estar contaminado, pode então?

O bebê precisa fazer essa sucção e não tem nada melhor com que fazer isso do que o peito. É saudável! Além de satisfazer a uma necessidade do bebê, ainda estimula a produção de leite, pois estimula a mama. É só uma questão de se acostumar com a ideia mesmo, porque é um pouquinho diferente do que estamos acostumadas a ouvir por aí.

O bebê alimentado no peito em livre demanda tem sete vezes menos chance de adquirir hábito oral, pois sua necessidade de sucção está sendo suprida e ele não tem por que procurar um bico artificial.

O hábito, o "vício", acontece justamente se não for respeitada essa necessidade de sucção no peito. Nesse caso, ele vai procurar algo que o satisfaça.

Até os seis meses, você dá a chupeta para o seu filho e tira dele quando quiser. Depois disso, ele já vai começar a pedir a chupeta porque sabe que a sucção vai lhe trazer uma sensação de bem-estar.

Além de todos esses possíveis motivos para acabarmos cedendo e dando a chupeta, existe a questão emocional. A sucção, assim como roer unhas, fumar e mascar, alivia a tensão em momentos de ansiedade. A chupeta costuma ser oferecida quando a criança chora.

Qual é a outra saída que você tem além de colocar uma chupeta na boca do seu bebê?

Mesmo os profissionais que conhecem os malefícios que essa chupeta traz não sabem muito quais são as alternativas. Como fazer esse bebê parar de chorar? Como acalmá-lo?

Todas essas dúvidas vêm da cultura de não amamentação. Por que não colocar esse bebê no peito, mesmo que seja só para chupetar? Se isso for confortável para a mãe, ótimo!

Não dar a chupeta: uma escolha

Na maioria das vezes, damos a chupeta sem pensar muito. Fazemos o que todo mundo faz, num verdadeiro efeito manada. "Criança chupa chupeta, é normal", repetimos, sem questionar.

Quero propor aqui um questionamento.

É preciso pensar muito bem e pesar os prós e os contras (que você já viu que são numerosos) de dar a chupeta. Vamos deixar claro, porém, que não julgo quem dá a chupeta para o bebê, mas acredito que faça isso por falta de informação.

Se a mãe tem todas essas informações, pensou bem, avaliou, pôs na balança e, mesmo assim, resolveu oferecer a chupeta, ela está totalmente consciente e vai tomar muito mais cuidado, como tirar essa chupeta antes, não dar toda hora, etc.

Depois que a criança pega a chupeta, acabar com esse hábito é muito complicado, mas necessário, porque o desenvolvimento dela está sendo prejudicado. Porém, como conseguir isso? Está envolvido um fator emocional muito forte, e é preciso ser muito cuidadoso para fazer essa remoção sem trazer prejuízos emocionais para a criança, que podem virar traumas para o resto da vida.

Largar a chupeta é como parar de fumar. É muito difícil. Mas lembre-se: não foi a criança que decidiu começar esse hábito. A chupeta foi oferecida pela mãe, pelo pai, pelos avós... Depois, esses mesmos adultos que deram a chupeta jogam sobre os ombros da criança a responsabilidade de largar o vício. Sinceramente, não acho justo.

Como acalmar o bebê sem chupeta

Como já falei antes, nós vivemos em uma cultura de mamadeira e chupeta, e parece que não existe outra forma de acalmar o bebê.

A verdade é que, quando o bebê chora, você precisa se virar com o que tem à sua disposição naquele momento. Olha, os primeiros dias, principalmente o primeiro mês, são o mais difíceis. Mas agora quero compartilhar algumas dicas de como acalmar o bebê sem recorrer à chupeta.

DICA 1 – O PACOTINHO

Essa técnica funciona para bebês muito pequenos. Você vai pegar um cueiro e enrolar o bebê, como um pacotinho. Quando o bebê está bem firme, bem amarradinho, é como se ele ficasse dentro do útero, pois tem a sensação de estar lá, uma situação familiar e confortável para ele.

Já se o bebê chora, esperneia, mexe os bracinhos e as perninhas, a sensação dele é muito ruim. É como se ele estivesse caindo em um abismo. Dentro do útero havia limites, ele não podia se esticar. Essa sensação do ar sobre o corpinho do bebê e a amplitude de movimentos o deixam muito inseguro. Quando você faz o pacotinho, ele se sente mais apertadinho, como estava lá dentro do útero, e normalmente se acalma muito rápido.

DICA 2 – RUÍDO BRANCO

Faça o som de "*shhhhhh*" perto do ouvido do bebê. Essa dica já é algo que fazemos por instinto. Pegamos a criança no colo, balançamos e começamos a sussurrar esse barulhinho, que imita o som do útero. Atualmente já existem até aplicativos de celular que imitam som de útero e também vale a pena ter esses recursos, principalmente no meio da madrugada. Você pode até colocar o som bem baixinho perto do bebê que ele vai achar bem familiar.

DICA 3 – RITMO CONSTANTE

Embale o bebê. Balance-o de leve. Não sacuda! De preferência, faça movimentos para a frente e para trás. Isso faz o bebê se lembrar do caminhar da mãe quando ele estava dentro da barriga. Andar pela casa com o bebê o acalma muito.

DICA 4 – SUCÇÃO NO PEITO

A quarta dica é colocar o bebê para sugar no peito. Isso vai satisfazê-lo. Ele vai cansar e acabar dormindo. Se isso não for possível, caso a mãe esteja longe, o cuidador pode oferecer o dedo para que o bebê o sugue, sempre cuidando de higienizar bem as mãos, é claro. Essa solução é usada por profissionais em bebês prematuros quando estão distantes de suas mães.

DICA 5 – BANHO

Uma das formas de acalmar o bebê é dando um banho. Coloque-o na banheira dele com água morna. Você também pode usar algumas gotas de um óleo essencial bem relaxante. O óleo essencial de lavanda é muito bem indicado para promover relaxamento. O banho de balde é uma solução praticamente infalível para estancar o choro. Utilize essa dica sempre que precisar.

DICA 6 – MUDANÇA DE AMBIENTE

Mudar de ambiente quando o seu bebê estiver chorando também costuma resolver bastante. Ele pode estar cansado de ficar no carrinho, numa posição só, então vamos virá-lo, tirá-lo do carrinho, colocá-lo no colo, andar pela casa, ir para outro cômodo. Assim, o bebê vai se acalmar e parar de chorar.

DICA 7 – *SLING*

O *sling* é um acessório que toda mãe deveria usar. Não há nada melhor para acalmar o bebê, pois ele fica juntinho da mãe, ouvindo seu coração. O que a criança mais precisa é ficar no colinho da mãe, e não no carrinho ou no bebê-conforto. Leve seu filho para junto de você. Tenho certeza de que você vai se sentir muito melhor. Mesmo com a rotina cansativa, terá a sensação de que está fazendo tudo o que precisa ser feito, de que pode proteger alguém, se doar, acolher. Isso é maravilhoso e alimenta o instinto materno, que vai sendo cada vez mais aflorado.

Outro ponto fundamental é que, nesse momento, a mãe se mantenha calma e não se deixe envolver pelo choro do bebê. Do contrário, na tentativa de fazê-lo parar o mais rápido possível, a primeira coisa que vem à nossa cabeça é a chupeta, que funciona como um "cala a boca".

No entanto, quando você faz isso, perde uma grande oportunidade de conhecer seu filho: "Que chorinho é esse? É de dor? É um chorinho de manha, de sono? O que ele está querendo me dizer?"

O seu bebê ainda não sabe falar. Então, precisa chorar. Se no primeiro gemidinho você já põe a chupeta, além de não estar conhecendo o seu filho, está tirando dele o direito de se expressar.

Tenha calma. Nenhum bebê até hoje morreu de tanto chorar. Fique tranquila porque dá tempo de você pensar. Se o seu bebê estiver chorando muito, entregue-o para o pai ou outra pessoa, tire um tempinho, tome uma água. Dali um pouco, você volta e vai acalmá-lo. Em primeiro lugar, você, a mãe da criança, precisa estar tranquila.

O bebezinho é um radar de emoções maternas, então pode contar que, se aconteceu alguma coisa naquele dia e você não estiver bem, seu bebê vai chorar mais.

Você já tentou de tudo, mas se sente muito cansada e sabe que chegou no seu limite? Se, após avaliar prós e contras, você optar pela chupeta (e entendo que você tenha os seus motivos), existe uma forma de minimizar seus prejuízos. Amarrar uma fraldinha, jamais! As alterações são ainda maiores.

Nunca deixe seu bebê com a chupeta na boca. Ao colocar a chupeta na boca do bebê, continue segurando, dê uma puxadinha nela enquanto o bebê suga, porque assim ele vai se cansar mais rápido. Aí você tira a chupeta, guarda e só oferece de novo em caso de extrema necessidade.

Eu falo isso com dor no coração, porque realmente gostaria que nenhum bebê usasse chupeta, mas entendo que esse é um hábito muito arraigado em nossa cultura e muitas vezes não sabemos o que fazer. Não culpo as mães que decidem usar a chupeta, mas quero mostrar a você que é perfeitamente possível passar sem ela. Falo isso porque vivi isso na pele. Meus dois filhos não conheceram chupeta e posso contar nos dedos os momentos que senti falta dela.

Nessa questão de dar ou não a chupeta, é muito interessante que tudo seja colocado na balança. E, mesmo que você resolva dar a chupeta, vamos deixá-la como última alternativa? Se você de fato optar por usá-la, não se culpe e procure fazer o máximo possível para que não se torne um hábito. Lembre-se que, depois dos seis meses, a criança já começa a procurar a chupeta e a necessitar dela, inclusive por fatores emocionais. Procure usá-la de modo consciente, nas situações em que perceber que não há outro jeito mesmo.

O mais cansativo da rotina com uma criança não é exatamente cuidar dela, mas fazer as outras coisas da casa, como cozinhar, lavar roupa, atender visitas. Por isso é tão importante que você construa sua rede de apoio, como conversamos lá no Capítulo 1.

Uma rede de apoio firme pode ser um fator decisivo para você conseguir não usar a chupeta. Pense, avalie, coloque tudo na balança. Envolva o pai do bebê e os outros familiares próximos.

Exponha sua vontade e as suas razões. Peça ajuda. Muitas vezes, você não dá a chupeta, mas a avó não concorda com isso e acaba a oferecendo ao seu filho mesmo assim, porque é o recurso que ela tem para acalmar a criança, já que está "lhe fazendo o favor de ficar com o bebê".

Eu sei que haverá momentos mais difíceis. Eu sou mãe. Também passei por eles. Sei de todas as dificuldades e do cansaço, mas também sei que é possível e que é o melhor para o bebê.

Então, é essencial manter o seu eixo, a cabeça no lugar, e ficar tranquila. Dessa maneira, você consegue tomar decisões muito mais conscientes e do seu jeito, não do modo que as pessoas querem que você faça. E implementar as suas próprias decisões é libertador e vai deixar você muito mais feliz.

Desafio "Se vira nos 30": 30 dias sem chupeta

Agora que você sabe de todo o mal que a chupeta faz e também já conhece algumas alternativas de como acalmar o bebê, eu gostaria de convidá-la para o desafio "Se vira nos 30".

Este é um desafio muito interessante. Ele consiste em passar 30 dias sem dar chupeta para o seu recém-nascido. Garanto que você vai passar a conhecer muito melhor o seu filho quando tentar entender as causas de seu choro e descobrir como ajudá-lo sem ser colocando um bico de borracha na boquinha dele.

Mas encare o desafio com muita leveza e tranquilidade. Se você conseguir, ótimo! Tenho certeza de que seu aleitamento materno vai transcorrer muito melhor. Agora, e se não conseguir, pelo menos você tentou. Além do mais, você faz o que é melhor para o seu filho de acordo com o que é *possível*.

Sabemos que existe o *ideal*, mas só podemos fazer o que é possível. Não custa tentar, mas, se você não topar o desafio, tudo bem também. Eu tenho certeza de que você está tomando essa decisão de forma consciente, diferente das mães que não tiveram a mesma orientação que você e, só por isso, o uso da chupeta já vai ser bem mais consciente também.

O bico de silicone

O bico intermediário de silicone é usado sobre o bico do peito para facilitar a pega para o bebê. Apesar de muitas pessoas acharem que esse acessório pode ajudar na amamentação, especialmente para quem tem bico plano ou invertido, ele acaba camuflando o problema e não resolvendo. Aliás, pode até piorar. Ele pode até aliviar um pouquinho a dor nos mamilos quando estão rachados, mas há muitos pontos negativos nos quais realmente precisamos prestar atenção e questionar se vale a pena o risco.

Os principais motivos pelos quais as mães introduzem o bico de silicone são quando o peito está machucado, em caso de bico plano ou invertido ou quando o bebê por algum motivo tem dificuldade de pega.

Seria bem diferente se as mães conhecessem a técnica da prega no bico para a pega, que já ensinei para você neste livro.

O fato é que, em todos esses casos, o bico de silicone não vai ser a solução. O Ministério da Saúde já desaconselha o uso dele e exige que nas embalagens do produto conste o alerta de que ele pode prejudicar a amamentação.

Seis motivos para remover de vez o bico de silicone

1. O intermediário de silicone não se alonga como o bico do peito na boca do bebê, não chega até o fundo e, assim, o bebê mama como se fosse na mamadeira.

2. Não existe contato pele a pele, da boca do bebê com a aréola da mãe. Dessa forma, a estimulação não acontece como deveria, ocorrendo assim uma diminuição da produção de leite.

3. Como o peito é mal estimulado e a produção de leite pode ser diminuída, o bebê perde mais colorias, por fazer mais esforço para extrair o leite.

4. O bebê pode se acostumar com esse acessório e não querer mais o peito, porque o mamilo toca uma região muito profunda da boca do bebê e, já que não está habituado, ele pode estranhar. É como se ele ficasse com um certo nojo do peito.

5. Ocorrência de infecções na mama, o que é bastante comum por conta da dificuldade de cicatrização das lesões.

6. Será preciso lavar e esterilizar o acessório antes de toda mamada, e isso dificulta muito a livre demanda.

Eu sei que abandonar o bico de silicone pode ser complicado, por isso, o mais recomendado é nem começar a usá-lo. No entanto, caso você já esteja usando, tente dar o peito primeiro sem o bico, nos momentos em que o bebê esteja mais tranquilo. Não espere que ele fique com tanta fome para iniciar o processo.

Aos poucos ele vai se acostumar a mamar só no seu peito, sem nada entre vocês dois. É um exercício de paciência e persistência, mas é totalmente possível e necessário se você quiser manter o aleitamento materno exclusivo. Se você quiser se aprimorar sobre o assunto, recomendo acessar o curso on-line *Amamentação sem Complemento* neste link: *www.sintoniademae.com.br/curso-amamentacao-sem-complemento-livro*.

Uma alternativa é oferecer para o bebê o leite ordenhado no copinho temporariamente, até que o bebê aprenda a fazer a pega correta no peito, ou até que as lesões estejam cicatrizadas.

O que avaliar antes de dar complemento para o seu bebê

Até aqui, falamos muito dos bicos artificiais. Mas agora vamos olhar para o conteúdo dentro das mamadeiras: o complemento.

Quando um bebê tem o seu aleitamento complementado com leite artificial na mamadeira, já se pressupõe que essa amamentação não está certa e eficiente.

É essencial parar um momento e se perguntar o que está acontecendo e por que o complemento é necessário. O que será que não está dando certo com a amamentação? Será que o bebê está fazendo a pega errada?

Muitas vezes a mãe leva o bebê ao pediatra e, na hora de pesar, a criança não está pegando peso como "deveria". Aqui é importante ressaltar que, nos primeiros dez dias, é esperado que o bebê não engorde; ele pode até perder um pouquinho de peso, o que é normal por conta da fase de adaptação. Porém, o organismo dele já nasce com uma reserva, preparado para esse momento.

Nesse caso, o que em geral o pediatra faz? Receita o complemento. Acontece que, algumas vezes, o peso não vai nos dizer nada. É preciso ter um olhar ampliado para ponderar todos os possíveis problemas de amamentação, que você já viu antes. É preciso avaliar o aleitamento, o tempo, a rotina, a técnica, a língua, a musculatura, o uso de chupeta, a possibilidade de disfunção oral, etc. Inúmeros detalhes que podem ser corrigidos antes de se recorrer à fórmula.

Em alguns raros casos o complemento pode mesmo ser indicado por um tempo. Mas o mais comum é que a introdução do complemento seja feita como uma solução imediata do problema.

Mas, a partir do momento que o bebê tomou a primeira gota de leite artificial, nos afastamos mais do aleitamento materno exclusivo, e a chance de esse bebê ser desmamado cedo é cada vez maior.

Algo que, definitivamente, não configura necessidade de complementação são as mamadas frequentes. Às vezes a mãe pode estranhar que o bebê – principalmente nas primeiras semanas, no primeiro mês – solicite o peito com muita frequência, a intervalos de uma hora.

Isso acontece porque a natureza é sábia. A alimentação é introduzida gota a gota e vai aumentando de acordo com a capacidade do estômago e do sistema digestório desse bebê.

Mas, como não estamos acostumados com esse padrão de amamentação em livre demanda, achamos que o leite "é fraco e não sustenta".

Quando tive meu primeiro filho, ainda na maternidade, ele ia para o peito a cada hora. No momento em que a pediatra perguntou de quanto em quanto tempo ele estava mamando, minha sogra, preocupada, respondeu que de hora em hora.

Então, a pediatra disse que deveríamos observar e, se continuasse assim, ela indicaria o complemento, porque meu leite poderia ainda não ter descido e não estar sustentando o bebê.

Claro que jamais daria complemento para o meu filho, porque sabia que não tinha necessidade. Eu já tinha visto que o colostro tinha descido, a pega estava correta, o bebê estava mamando bem, arrotando e fazendo cocô. Era só uma questão de tempo para ele se fortalecer e conseguir extrair mais leite do seio, para aumentar os intervalos entre as mamadas.

Porém, se eu fosse escutar as pessoas à minha volta, ficaria na dúvida mesmo. E é o que ocorre com muitas mães. Pode ser que você aceite por cansaço, por não conseguir tomar uma atitude na hora.

E você sabe o que acontece quando o bebê toma o complemento? Ele dorme por três ou quatro horas seguidas, porque esse é um leite pesado, uma proteína de leite de vaca, e o organismo do bebê não tem enzimas para digerir.

Não significa que a fórmula infantil tenha sustentado a criança, e o leite materno não. Na verdade, o que é interpretado como satisfação, pode ser má digestão.

É como comer uma feijoada – dá aquela moleza depois, uma letargia, vontade de dormir. E a mãe acredita que seu leite não estava sustentando. Mas o leite materno é perfeito e todos os seus componentes serão muito bem aproveitados pelo organismo do bebê.

Então, tome cuidado, preste atenção e verifique muito bem. Antes de dar o complemento, analise o que está acontecendo, com calma e paciência. Seu filho não vai morrer de fome, desde que você o coloque no peito sempre que ele pedir.

Este é o momento de ajustes. Se você resolve de uma forma imediata dar somente outro leite achando que vai resolver, mas sem olhar o que precisa ser corrigido, com certeza acabará afastando o seu filho da amamentação ideal.

Por que evitar o complemento com leite artificial?

O consumo de leite artificial por bebês resulta em maior chance de ocorrência de infecções, diarreia, alterações gastrointestinais, infecções no trato respiratório e no ouvido. Há também o risco de contaminação da mamadeira, tanto do frasco quanto do bico, por mais que sejamos cuidadosas. Além disso, existe a possibilidade de contaminação da água. O próprio leite pode estar contaminado, já que é preparado industrialmente.

As crianças alimentadas artificialmente terão mais doenças alérgicas, como eczema, rinite, asma, urticária e alergia ao leite de vaca, que é um problema muito comum hoje em dia, por sua introdução precoce. Como o corpo não está preparado para receber esse tipo de alimento, ele desenvolve um mecanismo de proteção do organismo e essa alergia pode durar pelo resto da vida.

Também podem ocorrer alterações emocionais, em razão da diminuição do contato entre mãe e filho.

Os bicos artificiais também podem levar a problemas de fala, alterações de funções importantes como a mastigação, a respiração, a deglutição e alterações no desenvolvimento e crescimento da face da criança, independentemente do bico usado ser ortodôntico ou tradicional.

Como usar o complemento da melhor forma possível

bem, se depois de tudo muito bem avaliado for constatada a real necessidade de introduzir o complemento, mesmo que de forma temporária, para ajudar o bebê a se fortalecer e então conseguir fazer uma mamada efetiva no peito, existem algumas técnicas para administrar o leite ao bebê sem comprometer definitivamente a amamentação.

Como essas técnicas também podem ser utilizadas para administrar o próprio leite materno ordenhado, acho apropriado começar ensinando a técnica de ordenha manual. Essa é uma ótima solução para quando o bebê ainda não está conseguindo fazer uma sucção efetiva.

Ordenha manual

A melhor maneira de ordenhar as mamas é com as suas próprias mãos, sem nenhum tipo de bombinha. Se você fizer isso corretamente, não vai doer nada. Esse é um procedimento indolor.

Muitas mães me perguntam se podem usar as bombinhas para fazer a ordenha. Bem, as bombas compradas em farmácia, que ordenham por sucção e pressão negativa, definitivamente, não. Elas machucam. As bombas elétricas são boas, mas custam caro. Então, a extração manual é mesmo a forma mais simples, prática, econômica e eficiente de fazer a ordenha.

PASSO A PASSO:

– Antes de começar a ordenha massageie as mamas para soltar o leite, do mesmo modo como ensinei na hora de se preparar para a mamada.

– Em seguida, posicione o polegar acima da aréola e os dedos indicador e médio abaixo dela.

– Aperte e solte aos poucos, que o leite vai saindo.

– Eu recomendo que você despreze os primeiros jatos ou gotas.

– Você pode guardar o leite ordenhado para oferecer ao seu bebê em outro momento, se houver necessidade.

– Se você produz muito mais leite do que seu filho consome, pode doá-lo. Entre em contato com o banco de leite da sua cidade. Assim você pode ajudar a salvar vidas de bebês prematuros.

– Para guardar o leite, seja para consumo do seu bebê, seja para doação, use um frasco de vidro com tampa de plástico fervido por 15 minutos. Esse leite, assim armazenado, pode ficar na geladeira por até 12 horas e, no congelador ou freezer, por até 15 dias.

– Não se esqueça de anotar no frasco a data da coleta.

– Antes de oferecer o leite ao bebê, esquente-o em banho-maria. Com o fogo desligado.

– Depois de aquecido, misture gentilmente e ofereça ao bebê usando uma das técnicas a seguir.

Técnica do Copinho

A orientação do Ministério da Saúde é que, caso seja necessário dar leite ou outros líquidos ao bebê, isso seja feito com um copinho, e não em mamadeira. Tomar o líquido no copinho ajuda o bebê a aprender a mamar no peito e a manter a amamentação, desde que a técnica seja feita corretamente e o copinho seja adequado.

O copinho deve ser de vidro transparente, que permite que ele seja fervido e esterilizado. O fato de ser transparente possibilita a visualização da língua, do lábio e do líquido ao mesmo tempo.

Além disso, a borda do copinho deve ser arredondada, o que permite seu encaixe nos cantinhos da boca do bebê, sem machucar.

Como será posicionado entre o lábio inferior e a língua, o copinho estimula o reflexo de busca do leite pelo bebê. Assim, a dobra das laterais da língua do bebê se elevam, formando uma canaleta, isso diminui o risco de derramamento do líquido e, por consequência, evita o engasgo.

O método consiste em segurar o bebê no colo, em posição elevada, com a coluna bem ereta, dando apoio para a nuca e dessa forma, encostar delicadamente o copo em seus lábios.

Você deve inclinar o copo de forma que o leite somente toque os lábios do bebê, fazendo com que a estimulação sensorial ocorra no lábio inferior. Dessa forma o bebê regula o quanto de leite ele vai ingerir, o que evita o engasgo e a sobrealimentação.

Você pode confiar, o bebê tem um reflexo de autorregulação, ou seja, ele para de tomar o leite quando se sentir satisfeito.

Esse método requer pouco gasto de calorias comparado a alimentação por mamadeira, o que é uma

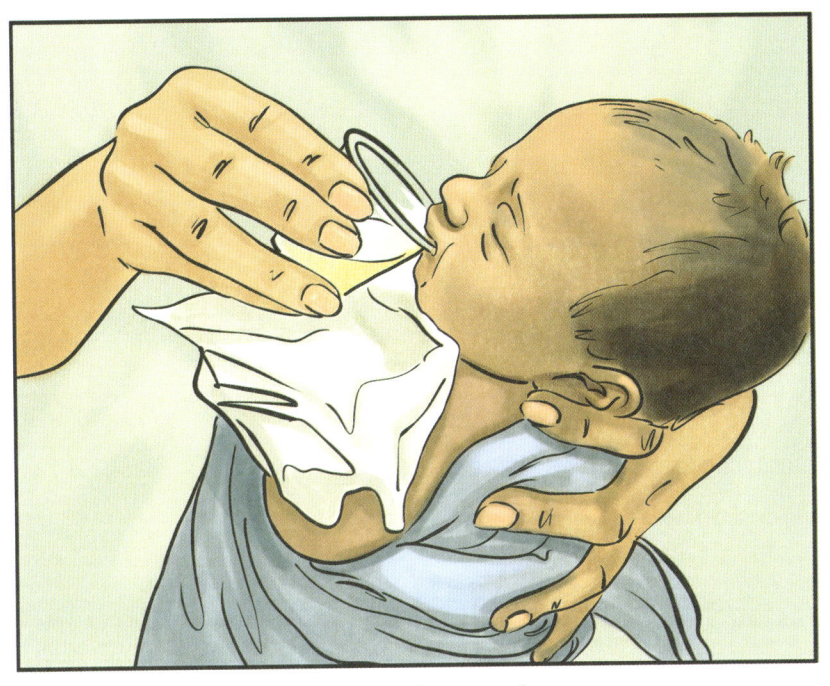

A técnica do copinho

enorme vantagem quando se trata de bebês prematuros ou bebês com dificuldade de ganhar peso.

Estudos feitos com eletromiografia observaram que, no copinho, o bebê faz um movimento muito próximo do que faz na mama, mexendo com os mesmos músculos, embora com menor intensidade.

VOCÊ VAI PRECISAR DE:

– Um copinho próprio para o bebê de vidro transparente, com as bordas viradas para fora.

PASSO A PASSO:

– Coloque leite apenas até a metade do copinho.

– Mantenha o bebê sentado ou semi-sentado em seu colo durante toda a aplicação da técnica.

– Apoie as costas e a nuca dele com sua mão.

– Deixe a cabeça do bebê permanecer livre e alinhada ao corpo, com o queixo afastado do tórax e as mãozinhas próximas ao copinho ou o segurando.

– Leve o copinho à boca do bebê.

– Depois, incline o copinho, sem verter o líquido, apenas fazendo com que o leite encoste nos lábios. Ele colocará a linguinha para fora e realizará movimentos de "lamber o leite".

– No momento em que o bebê der sinais de que quer descansar, deixe o copinho na vertical.

– Quando o seu filho pedir mais leite, incline o copinho novamente.

Acesse *www.sintoniademae.com.br/livro*, para assistir ao vídeo explicativo.

Técnica de Relactação, Translactação e Lactação Adotiva

Por meio dessa técnica, o complemento ou o leite materno ordenhado é oferecido ao bebê através de uma sonda presa ao peito da mãe, que vai funcionar como se fosse um canudinho.

Caso você precise complementar a mamada, essa é uma boa alternativa porque, ao mesmo tempo em que recebe a quantidade de leite de que precisa, o bebê estimula a sua mama, aumentando a sua produção do leite. Outra vantagem é que assim você evita a confusão de bicos.

Esse método também é usado para a lactação adotiva – quando a mãe adota a criança e tem o desejo de amamentar. Ela não passou pela gestação, por isso não tem leite, mas pode começar a produzi-lo a partir do momento que o bebê começa a estimular a mama dela.

Para fazer, é preciso um aparelhinho simples, que você pode comprar pronto ou produzir em casa para diminuir o custo.

VOCÊ VAI PRECISAR DE:

– Uma mamadeira pequena;

– Uma sonda nasogástrica nº 4 ou nº 6 (bem fácil de encontrar em lojas de produtos médicos e hospitalares);

– Uma tesoura;

– Um pedaço de micropore;

– Uma pequena corda (opcional).

PASSO A PASSO:

– Primeiro, você vai esterilizar a mamadeira.

– Depois, corte a pontinha do bico da mamadeira com

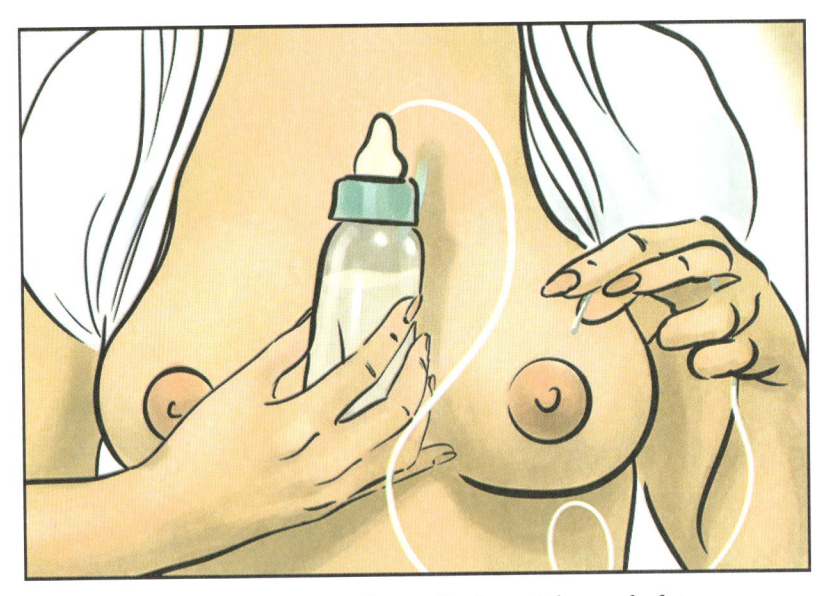

Nesta técnica, o leite é oferecido ao bebê por meio de uma sonda presa ao peito da mãe

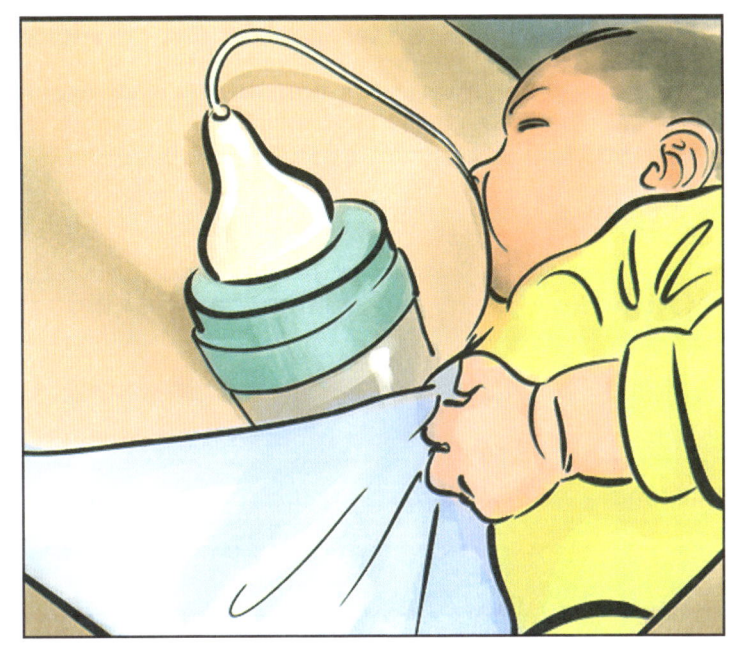

Este método também pode ser usado para a lactação adotiva

uma tesoura (não se esqueça de esterilizá-la também, com álcool 70%).

– Em seguida, você coloca o leite ordenhado (por você ou do banco de leite) ou o complemento na mamadeira, na quantidade indicada pelo pediatra.

– Abra a sonda, que já vem esterilizada, e introduza uma das extremidades pelo bico da mamadeira, até o fundo.

– Corte a outra extremidade, em torno de dois dedos.

– Com o micropore, prenda a sonda na mama, bem junto do bico.

– Em seguida, você pode encaixar a mamadeira no sutiã ou, se preferir, prendê-la com uma corda e pendurar no pescoço.

– Agora você está pronta para botar o bebê no peito.

– Quando ele sugar, vai estimular a mama e, ao mesmo tempo, tomar o complemento.

A ideia é que esse seja um recurso temporário. Conforme o bebê vai estimulando, o leite da mãe aumenta e, em pouco tempo, é suficiente para o bebê engordar. O objetivo desta técnica é deixar o complemento, para que o bebê fique só com o leite materno. Veja a explicação em vídeo, acesse *www.sintoniademae.com.br/livro*.

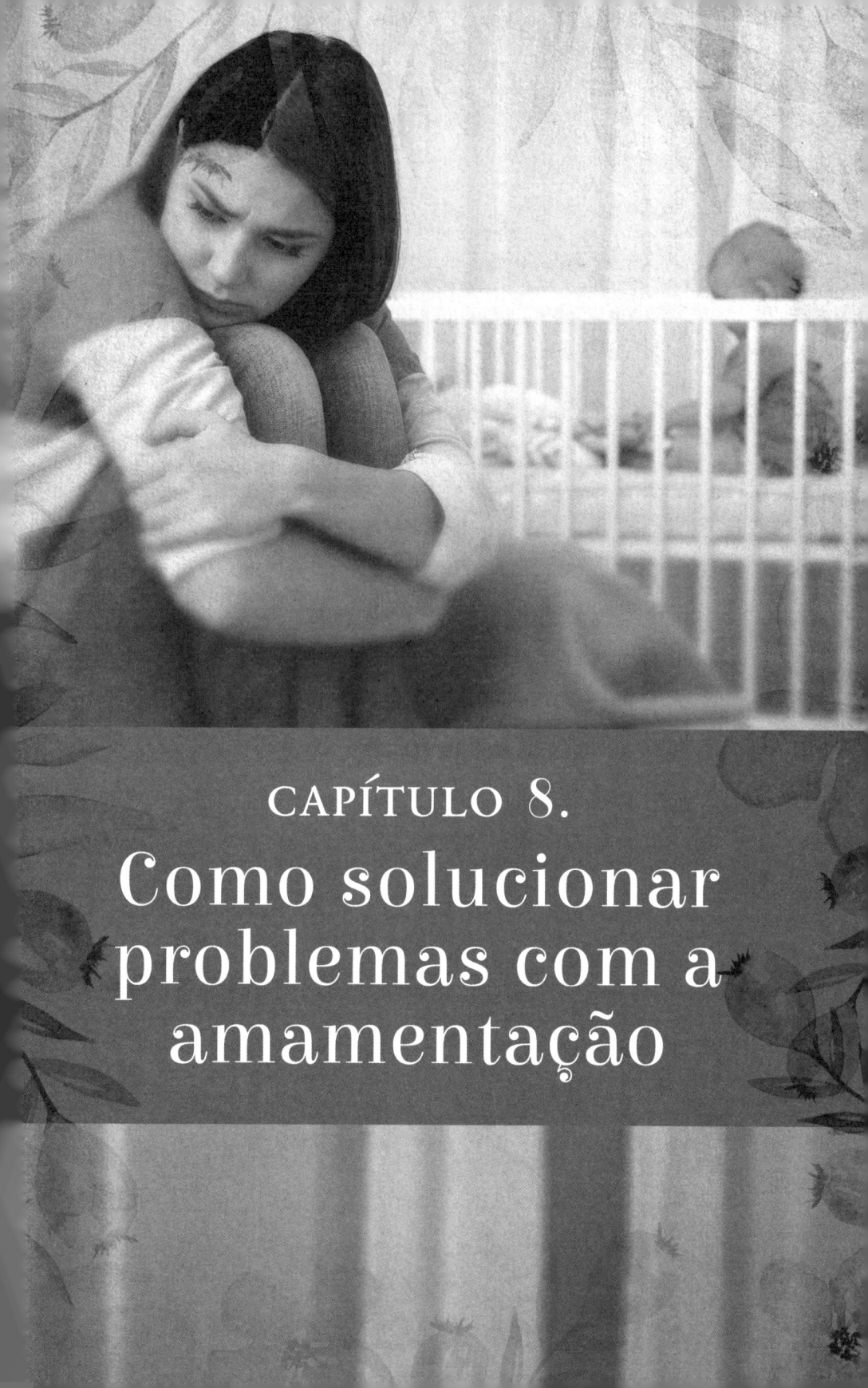

CAPÍTULO 8.
Como solucionar problemas com a amamentação

Além da pega errada, podem ocorrer outros problemas com a amamentação que acho interessante você conhecer. A ideia não é transformá-la em especialista. Eu sei que você não precisa saber fazer um diagnóstico, mas se começar a ter sintomas, é bom conseguir diferenciar os possíveis problemas e entender que caminhos seguir.

A maioria desses problemas, que no início é detectada de forma simples, poderia ser solucionada facilmente. Mas, muitas vezes, por falta de conhecimento, as mães ficam sendo jogadas de um lado para outro pelos profissionais de saúde. No fim, essa solução pode ser encontrada muito tardiamente e levar ao desmame precoce.

Poucas são as situações em que a mulher encontra alguém que trabalhe efetivamente com amamentação, que seja realmente promotor do aleitamento materno. Porque todo mundo diz que apoia, mas acabam indicando a fórmula artificial na primeira oportunidade. Em vez de resolver o problema, cria-se um ainda maior. E a maioria desses problemas podem ser prevenidos.

Por que alguns bebês choram no peito?

Muitas mães se queixam de que sentem que não têm leite suficiente, porque, quando vão amamentar, seus filhos param de mamar e começam a chorar no peito, se jogam para trás e esfregam o rosto na mama.

Isso não é sinal de falta de leite!

Alguns bebês fazem isso porque podem estar sentindo um desconforto gástrico. O sistema digestório do bebê ainda não está pronto, é imaturo. Toda a parte neurológica e até os movimentos peristálticos ainda são descoordenados. O que acontece é que, enquanto o bebê mama, os movimentos peristálticos começam a acontecer desde a linguinha. Como ele ainda não é coordenado, o leite não é conduzido como deveria. Isso causa espasmos no estômago e no intestino da criança, provocando a famigerada cólica. Por isso, mesmo com fome, ele larga o peito e chora. Muitas mães interpretam isso como um sinal de que não há mais leite.

Outro motivo para esse choro no peito seria o supercansaço do bebê. O recém-nascido precisa dormir pelo menos a cada 90 minutos. Não pode ficar mais tempo do que isso sem tirar um cochilinho. Mas muitas vezes não propiciamos isso a ele. Então, quando o levamos ao peito, ele já está no estado de supercansaço. O bebê perde a coordenação para mamar e ficar muito irritado. Ele está com fome, mas também com preguiça de fazer todo o exercício que precisa fazer durante a mamada, e por isso ele chora.

A solução para bebês novinhos é você propiciar o momento das sonecas e não apenas deixar por conta do bebê. A cada 90 minutos, você leva o bebê para um lugar mais tranquilo, sem barulhos, com luz suave, para que ele durma e não chegue ao supercansaço. Se quiser se aprofundar, recomendo o curso on-line *Dormindo a Noite Toda*. Mais informações estão no www.sintoniademae.com.br/curso-dormindo-a-noite-toda-livro.

Outra possível causa do choro é a confusão de bicos. O bebê está acostumado a mamar de uma forma na mamadeira, sugar de uma maneira na chupeta e, quando vai para o peito, necessita fazer isso de um jeito diferente. Claro que na mamadeira é muito mais fácil. Como no peito é preciso fazer um esforço maior, ele não consegue e se irrita.

Alguns bebês que apresentam refluxo também podem ter esse sintoma. Nesse caso, converse com o pediatra para ver se é preciso iniciar alguma medicação ou outra medida para amenizar um pouco esse desconforto do bebê.

FISSURAS

São as famosas – e muito comuns – rachaduras nos mamilos. Normalmente acontecem pelo mal posicionamento do bebê, pega errada ou sucção errada.

As fissuras são grandes responsáveis pelo abandono da amamentação. Por não suportarem a dor causada pelas rachaduras, muitas mães acabam desistindo de oferecer o peito aos filhos.

Você se lembra da pega correta? O bebê precisa abrir bem a boquinha, envolver quase toda a aréola, deixar a língua como uma canaleta e virar o lábio inferior para fora. Ele pegou errado? Ponha o dedo no cantinho da boca dele, tire o bebê do peito e tente de novo. É preciso ter muita paciência. Não se espera que o bebê aprenda a fazer a pega de primeira. Às vezes demora mesmo.

Em alguns casos, quando a pele da mãe é muito sensível, pode ser que não chegue a ocorrer a fissura, mas há vermelhidão, dor, incômodo, ardência – e isso é igualmente ruim. A fissura também pode ocorrer por excesso de cremes hidratantes, loções, óleos e bucha.

A primeira forma de tratar as fissuras é corrigindo a pega do bebê.

Você também pode fazer o banho de sol ou de luz, o mesmo que fez durante a gravidez. No caso do banho de sol, procure fazer no comecinho da manhã ou no final da tarde, durante 15 minutos. Se não tiver condições de tomar sol, nem um local onde possa ficar sem roupa, expondo a mama, faça o banho de luz, com uma lâmpada que esquenta (40 velas) a um palmo do peito, por 15 minutos de cada lado.

Muitas mães me perguntam sobre as pomadas, porque normalmente também já saem do pediatra com a indicação de uma pomada para ser usada. Sinceramente, não gosto de pomada e não indico. O primeiro motivo é porque pode causar uma obstrução de ducto – vamos falar sobre isso já já.

A segunda razão é que muitas mães acabam lambuzando demais a pele e essa super-hidratação pode provocar ainda mais rachaduras na próxima mamada. Se decidir usar pomada, escolha apenas a de Lanolina Pura, que não precisa ser removida antes de amamentar. Não utilize pomadas que precisem ser retiradas, porque, ao removê-las, você estará retirando também a proteção natural do seu seio.

Tenha muita cautela no uso, a quantidade de pomada dever ser mínima, somente no local machucado, pois, se a região da aréola está muito lisa em função da pomada, pode ficar escorregadio para o bebê, o que vai dificultar a pega. Passar o próprio leite, fazer banhos de luz e corrigir a pega são tratamentos perfeitos para fissuras.

INGURGITAMENTO MAMÁRIO

Esse é outro problema muito comum, causado por abundância de leite no início da amamentação, pega errada e poucas mamadas. Entre o terceiro e o quinto dia após o parto, você vai sentir a apojadura, a descida do leite. A mama fica muito inchada, cresce bastante, enche, fica pesada e muitas vezes esquenta.

É muito importante que, nesse momento, você faça a ordenha manual, porque, quando o leite desce, o bebê ainda é muito novinho e não deve ter um ritmo muito bom de mamada. Ele se cansa, dorme e não consegue extrair muito leite. Se esse leite não sai, ele pode começar a empedrar. Isso também pode acontecer quando o bebê mama pouco, por ser muito sonolento ou por usar a chupeta. Quando ele chora, em vez de botá-lo no peito, a mãe dá a chupeta e a mamada vai ficando muito espaçada.

Para evitar o ingurgitamento, você pode iniciar a amamentação já na primeira hora após o parto. Assim, você equilibra a oferta e a demanda de leite, o que é um grande passo.

Também é importante avaliar a pega desde a primeira mamada ou, se não for possível, logo que conseguir, porque ajustar a pega é essencial para a extração correta do leite. E fazer a ordenha manual, claro.

Para as mães que têm uma descida de leite muito abundante, é importante não deixar o peito encher demais, para não desencadear o processo contrário. Quando o peito fica muito duro, o organismo pensa que tem leite demais e diminui a produção. Aí, num segundo momento, pode haver falta de leite. É fundamental manter o equilíbrio entre oferta e procura.

Se você for dando vazão a esse leite, daqui a pouco ele já entra no equilíbrio, fica mais fácil para o bebê mamar e você passa a produzir somente o leite que é necessário para o bebê, sem desperdício.

Agora, se o seu peito ingurgitou, o tratamento é a ordenha manual. Em alguns casos pode ser feita compressa quente, mas com muita ressalva, por dois motivos.

O primeiro é que, como a mama já está meio quente, você pode não sentir bem o calor real da compressa e provocar uma queimadura.

O segundo motivo é que a compressa dilata os vasos, liberando ainda mais leite. Se a ordenha não for muito bem-feita, quando esses vasos voltarem ao normal, o ingurgitamento será ainda maior e mais doloroso.

MASTITE

A mastite é uma inflamação nas glândulas mamárias. Geralmente, é causada por fissuras mamilares e ingurgitamento não tratados. Ela também pode ser provocada pela baixa resistência e fadiga da mãe. Dependendo do caso, pode se tornar uma infecção – gerada por bactérias que entram pelas fissuras.

Os sintomas são vermelhidão na pele, mama muito pesada e dolorida. Mas não é uma dor concentrada no bico, e sim na mama toda. Quando o bebê vai mamar, dói. Mais uma vez: amamentar não deve doer. Se está doendo, é porque há alguma coisa errada.

A suspeita de mastite acontece quando tudo isso vem acompanhado de febre e mal-estar de uma forma geral. É como se a mãe estivesse desenvolvendo uma gripe muito forte, com dor no corpo e fadiga.

Além do esvaziamento da mama, por meio da ordenha manual, o tratamento da mastite é feito com antibiótico receitado pelo médico.

BLOQUEIO DO DUCTO LACTÍFERO

Pequenos canais localizados por toda a mama, os ductos são responsáveis pelo transporte de leite dos alvéolos até o mamilo. Às vezes acontece de um ou mais ductos entupirem, impedindo a liberação do leite.

Em geral isso acontece pelo ineficiente esvaziamento da mama em algumas regiões. O leite parado ali endurece e entope o canal. A área mais comum de acontecer é embaixo das axilas, onde o leite fica mais parado.

Os sintomas são dor local, nódulos, vermelhidão e calor. Ao toque, você sente que a mama está "empelotada", com alguns caroços, nódulos. Nesse caso, não há febre nem mal-estar, o que o diferencia da mastite.

Evite o entupimento dos ductos, amamentando em livre demanda para que o leite flua. Se o bebê não esvaziar a mama durante a mamada, faça a ordenha manual. Nunca utilize cremes ou pomadas, porque eles também favorecem o entupimento.

Caso haja bloqueio, a solução é promover a sucção adequada do bebê. Uma boa dica é posicioná-lo de modo que o queixo fique voltado para o ponto obstruído, porque isso facilitará a extração do leite dessa área. Muitas vezes só isso já resolve o problema.

Antes da mamada ou da ordenha, massageie a região para ajudar a dissolver o leite. E, se observar um ponto branco no mamilo, passe a toalha de leve para rompê-lo, porque às vezes há uma obstrução.

FRÊNULO LÍNGUAL CURTO

Alguns bebês nascem com uma prega de membrana abaixo da língua, que atrapalha o correto desempenho da língua na hora da amamentação. O frênulo curto cria problemas com a amamentação que podem levar ao desmame.

Crianças com frênulo lingual curto podem apresentar mais tarde problemas de fala, alimentação, mobilidade da língua, deglutição, problemas de crescimento facial, problemas dentários e problemas sociais.

Após uma criteriosa avaliação feita por um profissional capacitado – fonoaudiólogo ou odontopediatra –, decide-se pela realização de uma cirurgia chamada frenuloplastia, que é um procedimento simples, indolor e com grandes benefícios se for bem indicado.

CANDIDÍASE MAMÁRIA

É uma infecção causada por fungos. As conchas de seios são uma das grandes facilitadoras desse processo infeccioso, pois abafam o mamilo, criando um ambiente propício para o desenvolvimento de micro-organismos, por ser quente e úmido. Para prevenir, é importante manter os mamilos secos e bem arejados e expô-los à luz alguns minutos do dia.

Os sintomas são como agulhadas ou queimação nos mamilos no momento ou após as mamadas. As mães relatam que têm a sensação de que a língua do bebê parece uma lixa. Os mamilos costumam ficar vermelhos e brilhantes, e também é comum a criança apresentar crostas brancas na boca. O tratamento deve ser feito com medicação prescrita pelo seu ginecologista ou pelo pediatra da criança. Assim como nas fissuras, a laserterapia tem sido muito usada como tratamento auxiliar com ótimos resultados.

Falta de leite real

A falta de leite materno ou a baixa produção dele é chamada de hipogalactia. Existe a falsa hipogalactia, quando a produção é diminuída pela falta de técnica e estímulo da amamentação, e a hipogalactia verdadeira, que precisa de tratamento médico.

A boa notícia é que essa falta de leite real é muito rara, acometendo apenas uma pequena porcentagem das mulheres que amamentam.

CAUSAS DA HIPOGALACTIA VERDADEIRA

– *Problemas de tireoide.* A inadequada produção dos hormônios produzidos por essa glândula, especialmente o T3, pode interferir na produção da prolactina, hormônio responsável pela produção de leite. Essa é a causa mais frequente, por isso, quando a mulher produz pouco leite, é importante fazer exames para verificar o funcionamento da tireoide.

– *Falta desenvolvimento da mama.* O desenvolvimento da lactância começa na puberdade, mas, em algumas mulheres, a glândula mamária não se desenvolve como deveria. Nesse caso, a escassez do tecido mamário pode dificultar a produção de leite.

– *Cirurgia de redução de mama*. Esse tipo de intervenção pode eliminar, além de gordura, grande parte do tecido e alguns ductos, que são lesados ou obstruídos em alguns casos. Também pode haver danificação dos nervos. O resultado, no que diz respeito à produção de leite, dependerá do percentual de tecido mamário retirado.

– *Síndrome de Sheehan*. Trata-se de uma doença rara causada pelo enfarto da hipófise, o que faz com que ela não produza os hormônios necessários para a amamentação.

– *Desnutrição grave*. Em casos de desnutrição, a mãe não tem como produzir o leite.

– *Restos placentários*. Durante a gestação, a placenta produz um hormônio chamado lactogênio placentário, que inibe a produção de leite. Por ocasião do nascimento, a placenta sai, esse hormônio some do organismo da mulher e seu corpo entende que o bebê nasceu e que deve iniciar a alimentação dele por meio da amamentação. Se ainda existem restos de placenta no útero, esse processo não acontece.

Depois de colocar em prática todas as técnicas ensinadas neste livro, se você ainda tiver baixa produção de leite, procure o seu médico para investigar a causa dessa hipogalactia.

Pouco leite

A hipogalactia verdadeira acomete uma pequena porcentagem de mulheres. Então, como se explica o fato de tantas mulheres sofrerem por falta de leite? Acontece que, na imensa maioria dos casos, trata-se de uma falsa hipogalactia.

Como diz o pediatra espanhol Carlos González, se fosse realmente hipogalactia verdadeira, estaríamos frente a mais terrível epidemia que a humanidade já viveu. Nesse caso, é muito mais simples identificar as causas e contorná-las.

CAUSAS DA FALSA HIPOGALACTIA

– *Técnica incorreta de amamentação.* Muitas vezes o problema está no posicionamento do bebê, na pega errada, na posição da mãe. É muito importante avaliar e ver as condições das mamadas, assim como da mama. Ao longo deste livro já vimos diversos fatores que podem diminuir a produção do leite.

– *Fatores emocionais.* Diante de alguns problemas emocionais, como nervosismo, estresse, cansaço com a nova rotina do bebê, preocupação com a nova responsabilidade, falta de uma rede de apoio funcional, a mãe se sente sozinha, sobrecarregada, com a pressão de que, se não alimentar o bebê, ele morre. Além disso, problemas de relacionamento ou o falecimento de um ente querido, mudanças de cidade ou de casa, distância na família – tudo são fatores que desencadeiam instabilidade emocional, podendo interferir na produção de leite.

– *Frequência reduzida das mamadas.* Quanto maior o intervalo entre as mamadas, menor é o estímulo, o que leva à diminuição do leite.

– *Ingurgitamento.* Se a mama encheu muito, o organismo vai entender que não precisa produzir tanto leite.

– *Adaptação à demanda do bebê.* Você não vai sentir a mama cheia a todo momento. Aos quatro meses, é provável que a mama já tenha voltado ao tamanho normal de antes. Isso não significa que não tenha leite, apenas que o organismo produz o necessário. Oitenta por cento da produção de leite acontece durante a mamada.

– *Confusão de bicos.* Quando usa bicos artificiais, seja de mamadeira ou chupeta, o bebê tende a imitar na mama o movimento que faz nesses bicos. Assim, não extrai leite suficiente e seu organismo entende que não precisa mais de tanto leite assim.

– *Amamentação com horários rígidos.* Muitos pediatras ainda indicam amamentar a cada 3 horas, por 15 minutos em cada mama. Mas esse é o padrão de alimentação em mamadeira, e não no peito. O aleitamento materno deve ser feito em livre demanda.

– *Falta da sucção não nutritiva.* Chupetar o peito é importante. Sei que essa é uma declaração polêmica, mas não tenho ideia de onde surgiu essa conversa de que a criança não pode chupetar o peito. É isso que estimula a produção de leite. Se você quer ter leite em abundância, deixe seu filho chupetar o peito.

– *É cansativo.* Se você estiver amamentando e contando os minutos para a mamada terminar, realmente é muito cansativo. Contudo, você pode se posicionar de um jeito confortável, curtir o momento e se entregar ao bebê. Pode até dormir junto com ele. Você vai ver que é só uma fase e que passa muito rápido. Depois morremos de saudade.

SALTOS DE DESENVOLVIMENTO

Você já ouviu falar sobre os saltos de crescimento? São momentos de vida dos bebês nos quais eles podem solicitar muito mais o peito. Esses saltos podem acontecer em momentos diferentes para cada um, pois cada criança é única, mas em geral ocorre aos *quatro, nove, treze, dezoito e vinte e quatro meses.*

Eles são acompanhados por regressões do padrão do sono e mudanças cognitivas. Nesse caso, seu filho está dormindo muito bem, várias horas seguidas à noite, e de repente começa a acordar de novo pedindo o peito de duas em duas horas, como se fosse recém-nascido.

Pode notar que, nesse momento, ele está aprendendo uma nova habilidade: sentar, andar, falar. Isso ocorre porque ele quer treinar no meio da noite. E também porque ele precisa de mais leite, pois está crescendo.

Muitas vezes esses saltos de crescimento são mal interpretados: "se ele está acordando muito durante a noite, é porque meu leite não sustenta mais".

O que acontece então? Entra o complemento. Mas isso é pura falta de conhecimento. O salto de crescimento é uma situação normal e passageira. Em alguns dias, tudo volta ao normal.

PICOS DE CRESCIMENTO

Referem-se ao crescimento do bebê, e não ao desenvolvimento. Nos períodos de pico, é normal que o bebê aumente a frequência e o tempo das mamadas, isso porque precisa ingerir mais energia para crescer em ritmo mais acelerado.

O aumento da frequência da sucção sinaliza para o organismo da mãe que é preciso produzir mais leite e logo a demanda é ajustada. Os picos acontecem por volta de: *sete a dez dias, duas a três semanas, quatro a seis semanas, três meses, quatro meses, seis meses e nove meses.*

Como está a sua produção de leite?

Para verificar se a sua produção de leite está boa, não caia na tentação de extrair leite com ordenha manual ou com bombinha e ficar verificando quantos "ml" saiu.

Se você conseguiu extrair 30ml não significa que sua mama só produz 30ml. Isso, definitivamente, não é uma boa maneira de verificar sua produção.

A quantidade real de leite que sai em uma ordenha, não é a quantidade de leite real que o organismo produz. Primeiro, porque ordenha requer prática e, segundo, porque 80% do leite ingerido pelo bebê é produzido durante a mamada.

Além disso, ao ver que saiu só um pouquinho, você pode ficar tensa, e isso atrapalha na produção de ocitocina. Então, esqueça isso! Para verificar realmente a sua produção de leite, avalie três fatores.

– *O primeiro é a urina*. Se o seu bebê estiver bem hidratado, ele vai fazer bastante xixi. Verifique as fraldas (pelo menos 5 por dia). A urina deve ser transparente e sem cheiro.

– *O segundo fator é o ganho de peso*. Não importa quanto esse bebê engorde, ele deve manter uma curva de crescimento. Desde que essa curva seja ascendente, está tudo bem. Muito cuidado com a curva padrão pela qual o ganho de peso é medido. Ela foi feita com base em uma média de crianças com diferentes tipos de alimentação – aleitamento exclusivo, mista ou só complemento. A tendência das crianças que mamam no peito é ficar mais abaixo na curva e seguir o seu ritmo.

– *O terceiro fator é o desenvolvimento do bebê*. Se o bebê é ativo, responsivo, atento à voz da mãe, se está corado e tem bons ciclos de sono e vigília, tudo isso indica que a amamentação está indo bem.

CAPÍTULO 9.

Estimulando a produção de leite

Você não vai ficar o tempo todo com as mamas cheias e endurecidas, doloridas ou vazando. Eu sei que já disse isso antes, mas repito, porque é muito importante. Muitas vezes a diminuição das mamas já é motivo para iniciar um complemento. Mas saiba que essa situação é normal e seu bebê não vai precisar de uma fórmula infantil de leite somente por causa disso. Agora vamos conversar um pouco sobre a produção de leite e como mantê-la.

A fantástica fábrica de leite

Por sermos mamíferos somos perfeitamente capazes de sustentar nosso bebê somente com o leite do peito, mesmo que muitas mulheres ainda duvidem disso. A partir do que vamos falar aqui, você vai entender como o nosso corpo funciona e vai ter mais confiança. É muito importante que você compartilhe esse conhecimento com o pai do bebê e com as demais pessoas da sua rede de apoio. Se preciso, peça que elas leiam este capítulo. Porque todos também precisam confiar na sua capacidade.

O primeiro sinal da produção de leite acontece ainda na gravidez. É quando a fábrica começa a aquecer os motores. Surge uma série de alterações na mama. A glândula se desenvolve, há aumento de volume, a aréola fica escura para que o bebê possa enxergá-la, como se fosse um alvo mesmo. Os vasos sanguíneos também ficam mais visíveis. A mama fica sensível e muitas vezes é por isso que a mulher desconfia da gravidez.

Na imagem a seguir, você pode ver a mama de uma mulher não lactante e a mama de uma lactante. Note a diferença no tamanho da glândula e no volume da mama.

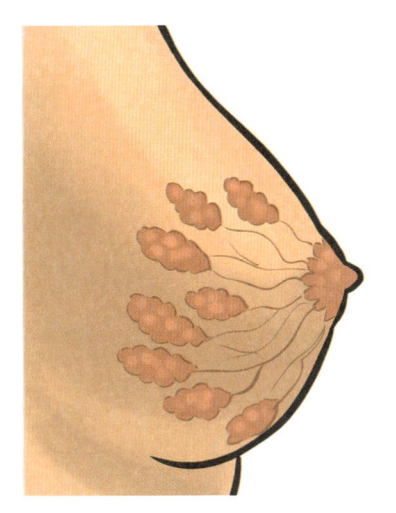

Não lactante 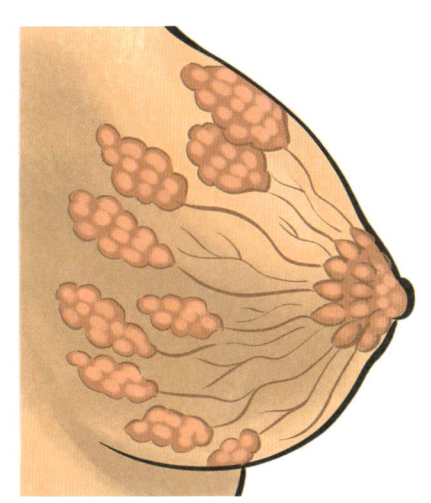 *Lactante*

As modificações nas mamas começam na gravidez, mas esse leite não flui, porque a placenta libera hormônios inibidores da amamentação.

É como se esses hormônios mandassem uma mensagem de que o bebê ainda está ali, então não precisa produzir leite. Quando a placenta sai no parto, os hormônios param de agir e inicia a produção dos hormônios estimulantes da amamentação.

A boa manutenção dessa produção vai depender da oferta e da procura. Quanto mais o bebê sugar, mas leite vai ter. Na natureza não há desperdício.

O que produz leite é o esvaziamento frequente e eficiente da mama. Para isso, o melhor é que a amamentação seja em livre demanda. Manter horários de mamadas diminui muito a produção de leite. É uma prática antiga que muitas mães continuam fazendo. Porém, esse hábito de deixar tantos minutos em um peito e depois a mesma quantidade de tempo no outro realmente não funciona.

É preciso aceitar que quem manda nas mamadas é o bebê. É importante que ele esvazie toda a mama, uma por vez. E, assim, nunca faltará leite.

Esse processo funciona assim: associado à fisiologia da amamentação, existe o reflexo de prolactina, o hormônio responsável pela produção de leite.

A prolactina é produzida na hipófase e, quando acontece o estímulo de sucção, o cérebro da mãe recebe uma mensagem. É como se o bebê dissesse: "estou com fome". Imediatamente o cérebro entende o recado e manda prolactina através do sangue para agir nas glândulas mamárias, fazendo com que elas produzam leite. A sucção do mamilo é o maior estímulo para isso.

Existe também o reflexo da ocitocina, o hormônio responsável pela ejeção do leite. Com a ocitocina acontece a mesma coisa: com a sucção do mamilo, é enviado um estímulo para que o cérebro libere ocitocina. Ela tem o poder de contrair as células mioepiteliais da glândula mamária, fazendo com que o leite seja jorrado.

Mas a ocitocina é um hormônio muito "chatinho", fresco até, eu diria. Porque ele pode ser inibido por alguns sinais. O que ajuda o reflexo da ocitocina são os sons da criança, o cheiro, o toque, a concentração no momento da amamentação.

Por isso é tão essencial ter um cantinho para amamentar, um lugar onde você fique tranquila com o bebê, sozinha de preferência, para que possa dar toda a atenção a ele. A ocitocina é inibida pela dor, pela ansiedade, pelas dúvidas, pelo cansaço. Qualquer coisinha, ela decide que "não vai mais trabalhar".

Então, talvez seja preciso repensar alguns hábitos. Amamentar no sofá da sala com a TV ligada, barulho de visitas, olhando o celular, mandando e recebendo mensagens, talvez não seja exatamente uma boa ideia, sobretudo nos primeiros dias com o seu bebê.

Um leite para cada necessidade

Logo que o bebê nasce, você vai perceber que o leite já vai sair, mas ainda não acontece a apojadura – a descida do leite. O que temos nesse momento é o *colostro*, o primeiro leite produzido após o parto.

O colostro tem o aspecto mais amarelado e não sai em grande quantidade. Não espere que na maternidade seu leite vá esguichar, porque não vai.

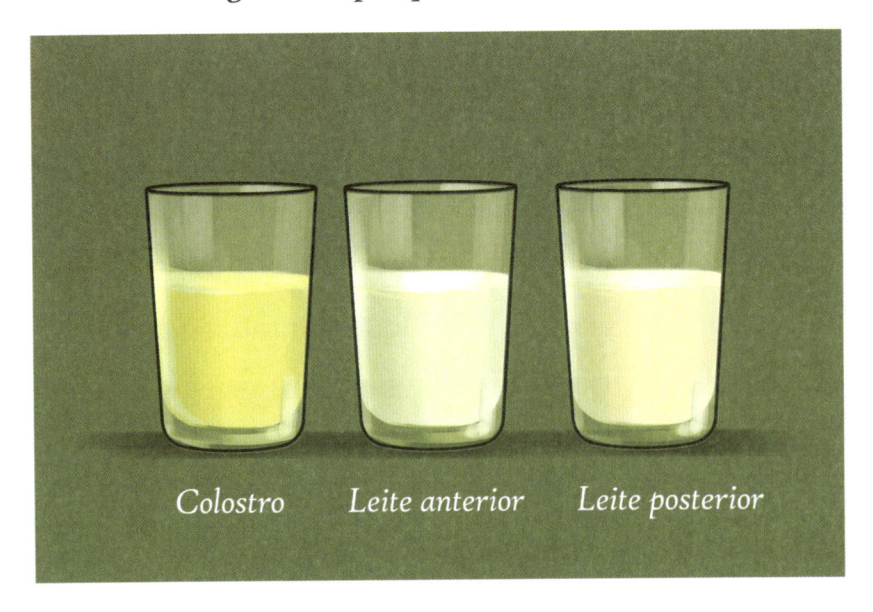

Colostro   *Leite anterior*   *Leite posterior*

O colostro sai gota a gota, respeitando a natureza. O sistema digestório do bebê nunca trabalhou, as enzimas nunca precisaram entrar em ação, então a natureza, muito sábia, introduz essa alimentação gota a gota, preparando o sistema digestório para conseguir digerir um maior volume de leite.

É um leite superpoderoso, também considerado a primeira vacina do bebê, porque ele contém anticorpos, células vivas de proteção, e carrega a defesa e a imunidade não só da mãe, mas de todas as pessoas da família.

Infelizmente, nossa cultura não valoriza muito o colostro. Muitos acreditam que, como o leite não desceu, é preciso complementar.

Mas o colostro é tudo de que o bebê precisa naquele momento. É por isso que temos primeiro o colostro e não outro tipo de leite.

Em segundo lugar, vem o *leite anterior*, uma parte do leite maduro, que desce com a apojadura, entre o terceiro e o quinto dia após o nascimento.

A função do leite anterior é suprir as necessidades hídricas do bebê. Ele é rico em água, proteína e vitaminas. É por isso que o bebê não bebe água, pois o leite já tem tudo de que ele necessita.

O terceiro leite é o *posterior*, um leite mais gorduroso, como uma deliciosa sobremesa. É esse leite que vai fazer com que o bebê engorde.

Quando ele fica 10 minutos em um peito e 10 minutos no outro, pode até estar mamando bem, mas não vai engordar, porque não pegou o leite posterior.

Por isso é importante fazer a mamada completa – deixar o bebê esvaziar toda a mama –, ela garante que todas as necessidades do bebê sejam atendidas, pois ele pega todas as fases do leite.

FASES DE DESENVOLVIMENTO DO LEITE

O colostro tem início no pós-parto até no máximo sete dias. Mas por volta do terceiro dia já começa transição do colostro para o leite maduro.

O leite de transição dura mais ou menos do 7º ao 21º dia de lactação e o leite maduro chega mais ou menos após o 21º dia de lactação.

Isso significa que só depois de 21 dias podemos ter certeza de que já estamos na fase de leite maduro. Para algumas mães, a transição acontece um pouco antes, mas, de todo modo, todas as fases dessa transição são igualmente importantes.

APOJADURA

É o fenômeno de descida do leite, a fase de transição entre o colostro e o leite maduro. Mais ou menos três dias depois do parto, você vai perceber que a mama fica entumecida, quente, pesada. Você também tem uma sensação estranha quase embaixo do braço, de inchaço.

A apojadura é passageira, mas é uma fase inconfundível e inesquecível. Depois de alguns dias, tudo passa e, muitas vezes, as mães acham que o leite diminuiu.

O que está acontecendo na verdade é a regulação da quantidade de leite de acordo com a oferta e a procura.

Como você já sabe, não há desperdício, quanto mais o bebê mama, mais leite a mãe produz.

UMA PALAVRA RÁPIDA SOBRE REMÉDIOS

Muitas mães me perguntam sobre remédios para estimular a produção de leite. Existem os naturais – fitoterápicos e homeopáticos –, e muitos deles têm um efeito bastante positivo, mas só se forem alinhados ao ajuste da mamada.

Outra vantagem deles é que não têm efeitos colaterais, então, em alguns casos, pode ser interessante usá-los, sim, mas isso precisa ser avaliado pelo médico.

Existem também os alopáticos, e esses eu não recomendo, pois interferem nos ciclos hormonais. São, em geral, remédios para enjoo, outros são medicamentos antipsicóticos, controlados – todos neurotóxicos, ou seja, podem causar intoxicação neurológica na mãe e no bebê, porque passam para o leite materno.

A verdade é que, para algumas mulheres, eles realmente aumentam a quantidade de leite, mas a que custo?

É muito triste ver que esse tipo de medicação está sendo utilizada indiscriminadamente, e mais triste ainda é ver que as mulheres estão aceitando isso como se fosse normal, sem grandes questionamentos.

Nesses medicamentos a produção de leite é um efeito colateral da medicação e a própria Agência Nacional de Vigilância Sanitária (Anvisa) não reconhece o seu uso para aumentar a produção de leite em mães nutrizes. Inclusive, se você observar a bula, uma das contraindicações dessa medicação é exatamente em mulheres que amamentam.

Além disso, não existem ainda estudos que mostram a atuação dessa droga no organismo de crianças, especialmente no cérebro de bebês que ainda está em formação. Dessa forma, não existe uma dose segura. E não sabemos o impacto que pode ter na vida das crianças que estão sendo expostas a essa droga tão cedo.

Outro problema que pode até atrapalhar a amamentação em vez de ajudar é que algumas mães se sentem sonolentas ao utilizar essas medicações, e o que é pior, os bebês também podem apresentar sonolência. Isso é muito ruim, porque, quando o bebê fica sonolento, ele mama menos, tem menos poder de sucção e não vai fazer o estímulo suficiente na mama.

Se a mamada não for efetiva e não acontecer o esvaziamento da mama, tomar medicamento se torna incoerente. A seguir, vou apresentar algumas dicas realmente efetivas para aumentar a produção de leite – e de forma natural.

DESCANSAR É FUNDAMENTAL

Apesar de ser difícil, é absolutamente fundamental que a mãe nutriz descanse. O corpo precisa se concentrar e se restabelecer para que a produção de leite flua bem. Se você estiver estressada, exausta, nervosa, realmente vai ter essa produção de leite diminuída.

Converse com as pessoas da sua casa, o companheiro ou a companheira, os familiares e os amigos que estão ajudando nesse momento, para que você possa se concentrar nesse processo de amamentação.

Reserve um tempinho do seu dia para você, nem que sejam dez minutinhos, para prestar atenção no que está fazendo, fazer uma refeição tranquila, tomar um banho sem pressa.

Ao final deste capítulo, vou disponibilizar alguns áudios que servem para você fazer esse relaxamento. Um deles vai ajudar você a descansar em um minuto o equivalente a quatro horas de sono. É importante que você pratique para se sentir renovada e ter a energia de que seu corpo necessita para a produção de leite. Descansar enquanto o bebê dorme é fundamental, não é nenhum luxo. Já avise às pessoas que estão perto de você, para que lhe ajudem a ter esses momentos de descanso.

ÁGUA, A SUA MELHOR AMIGA

Hidrate-se. Se eu tivesse que ajudar você a produzir mais leite em uma única frase, eu diria: "Descanse e beba bastante água".

Para que você garanta uma ingesta adequada de água, sempre recomendo que beba um copo antes de cada mamada. Tenha no seu cantinho de amamentação uma garrafinha com água já preparada. Assim você não se esquece e não precisa se levantar para isso.

É POSSÍVEL AUMENTAR A GORDURA NO LEITE?

Alguns estudos mais recentes relacionam a forma como a mama é esvaziada à quantidade de gordura do leite. Quanto mais vazias as mamas, mais gordura é liberada. Isso quer dizer que, se você quer aumentar o ganho de peso do seu bebê, basta esvaziar as mamas com frequência, seja pela amamentação, seja pela ordenha.

O que mais é preciso fazer para ter bastante leite?

A minha intenção aqui é apresentar uma lista com o resumo de tudo o que vimos ao longo deste livro. O que pode ajudar na sua produção de leite:

– Amamentar na primeira hora após o parto;

– Adotar o aleitamento materno exclusivo e em livre demanda;

– Não usar bicos artificiais;

– Acertar a pega do bebê no peito;

– Corrigir a sucção;

– Amamentar no seu cantinho da amamentação;

– Relaxar durante a mamada.

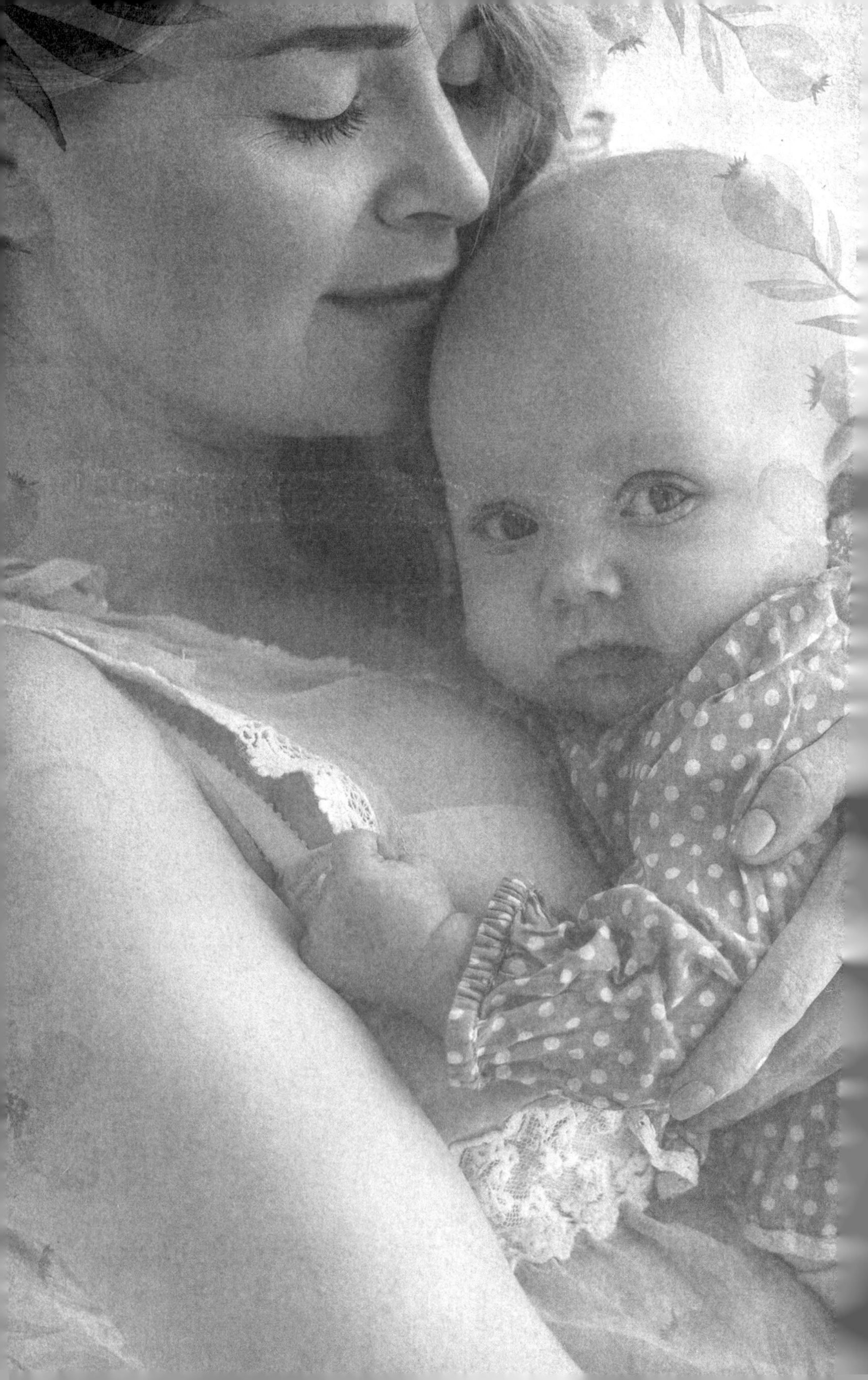

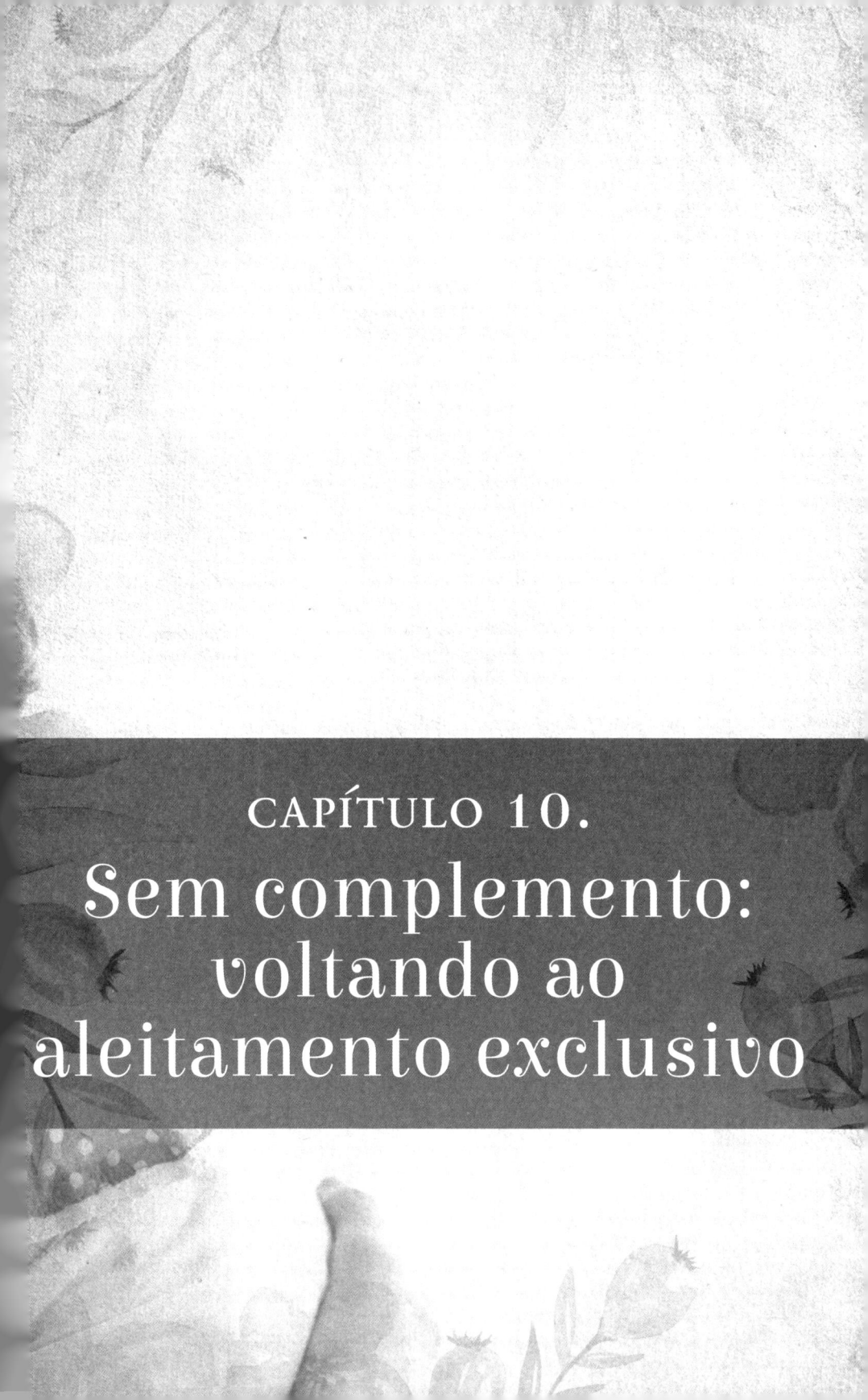

CAPÍTULO 10.
Sem complemento: voltando ao aleitamento exclusivo

O SIMPLES FATO DE VOCÊ ESTAR AQUI lendo este livro já diz muito sobre você. Mostra sua força e perseverança em algo em que você acredita muito: a amamentação. Eu admiro muito você por isso, afinal muitas mães já desistiram antes.

Se você precisou introduzir o complemento para o seu filho, é porque teve ou está tendo alguma dificuldade com a amamentação. Os problemas iniciais são comuns, acontecem com frequência, mas o mais importante é corrigi-los o quanto antes e da maneira apropriada.

Contudo, preciso lhe dar um alerta: quando decidimos mudar, parece que o caminho é mais longo e mais difícil.

Afinal, por mais que você não esteja contente com essa situação, ela é conhecida e mais cômoda para você e seus familiares. Para mudar realmente, você vai precisar sair da sua zona de conforto.

As palavras de ordem são paciência e perseverança, um dia de cada vez.

A remoção do complemento vai ser feita aos poucos e o mais importante é você se sentir segura para fazer isso. Mas a segurança só vem quando você vê os resultados: sentir sua mama cheia de leite, perceber os sinais de saciedade do bebê, observar que ele fica bem. Assim, você poderá decidir, junto com o pediatra, o melhor momento de retirar de vez esse complemento.

É importante entender uma coisa: pode ser que seu bebê não seja do tipo acumulador de gordura. Pode ser que a estrutura dele não seja daqueles "fofuchos". É bom observar a estrutura genética da sua família. Não dá para esperar que esse bebê seja enorme se esse não é o padrão genético de vocês.

Alguns cuidados durante o processo

Durante o processo de voltar ao aleitamento materno exclusivo, alguns cuidados se fazem necessários para garantir a saúde do seu bebê.

Ao amamentar o seu bebê, permita que ele esvazie uma mama para só depois oferecer a outra. Na próxima mamada, inicie pela mama que terminou.

Verifique se a urina está abundante, sem cheiro e sem cor. O ideal seria trocar pelo menos cinco fraldas de xixi por dia.

Observe também as fezes. Bebês amamentados no peito não apresentam fezes endurecidas. Podem até ficar dias sem evacuar, mas as fezes são sempre amolecidas.

Sobre a pesagem do bebê, seria bom que você o pesasse pelo menos uma vez por semana enquanto estiver realizando o processo de volta ao aleitamento exclusivo. Assim, você ficará mais tranquila e será mais fácil direcionar suas atitudes.

O ganho de peso é necessário, mas não há exigência de que seja um ganho fixo para que ele tenha crescimento e desenvolvimento adequados.

Não precisa virar uma neurose, pois cada bebê tem uma estrutura corporal, fome, ritmo de sucção e de crescimento diferentes. O importante é ele ganhar peso.

Quando o bebê chorar, identifique possíveis causas, já que nem sempre o choro é sinal de fome. Verifique as fraldas, se ele está com frio ou calor, se sente alguma dor ou simplesmente precisa de colo de mamãe, contato corporal mesmo.

Não se preocupe com o volume de leite. O leite ordenhado não corresponde à capacidade de produção. Não é porque você só conseguiu tirar 30 ml com a bomba elétrica que a sua mama só produz 30 ml durante a mamada. É bom lembrar que o leite é produzido enquanto o bebê mama.

Compreenda que o seu filho passa por picos de crescimento com frequência, e isso significa que ele cresce e precisa de mais leite para sua alimentação.

Nessas fases, o bebê pode ter mais fome e vai pedir para mamar uma quantidade maior, com mais frequência. Permita que ele mame o quanto necessitar.

Você pode fazer a ordenha manual ou com bomba elétrica após as mamadas. Fique tranquila que não vai faltar leite para o seu bebê. Pelo contrário, haverá estímulo para maior produção.

Assim que você inicia o retorno ao aleitamento materno exclusivo, você entrará em uma fase de transição, que exigirá um pouco mais de dedicação.

Nesse período, procure ficar um pouco mais em casa, sem sair da rotina. Não se preocupe que é por pouco tempo. Com esses cuidados, tudo vai fluir muito bem, inclusive o seu leite.

Passar por todo esse processo de retirada do complemento sozinha, é muito difícil. É muito mais prudente você seguir um método que seja seguro e confiável. Vendo essa dificuldade das mães, eu criei um passo a passo que você não encontra em nenhum lugar. Trata-se de um guia para a volta ao aleitamento materno exclusivo.

Esse método já foi praticado por centenas de mães e "salvou" muitos bebês do desmame. Como você pode ver nos depoimentos que estão disponíveis neste link: *www.sintoniademae.com.br/livro*. Se você quiser ter mais conhecimento sobre o tema, acesse: *www.sintoniademae.com.br/curso-amamentacao-sem-complemento-livro*.

CAPÍTULO 11.
O desmame

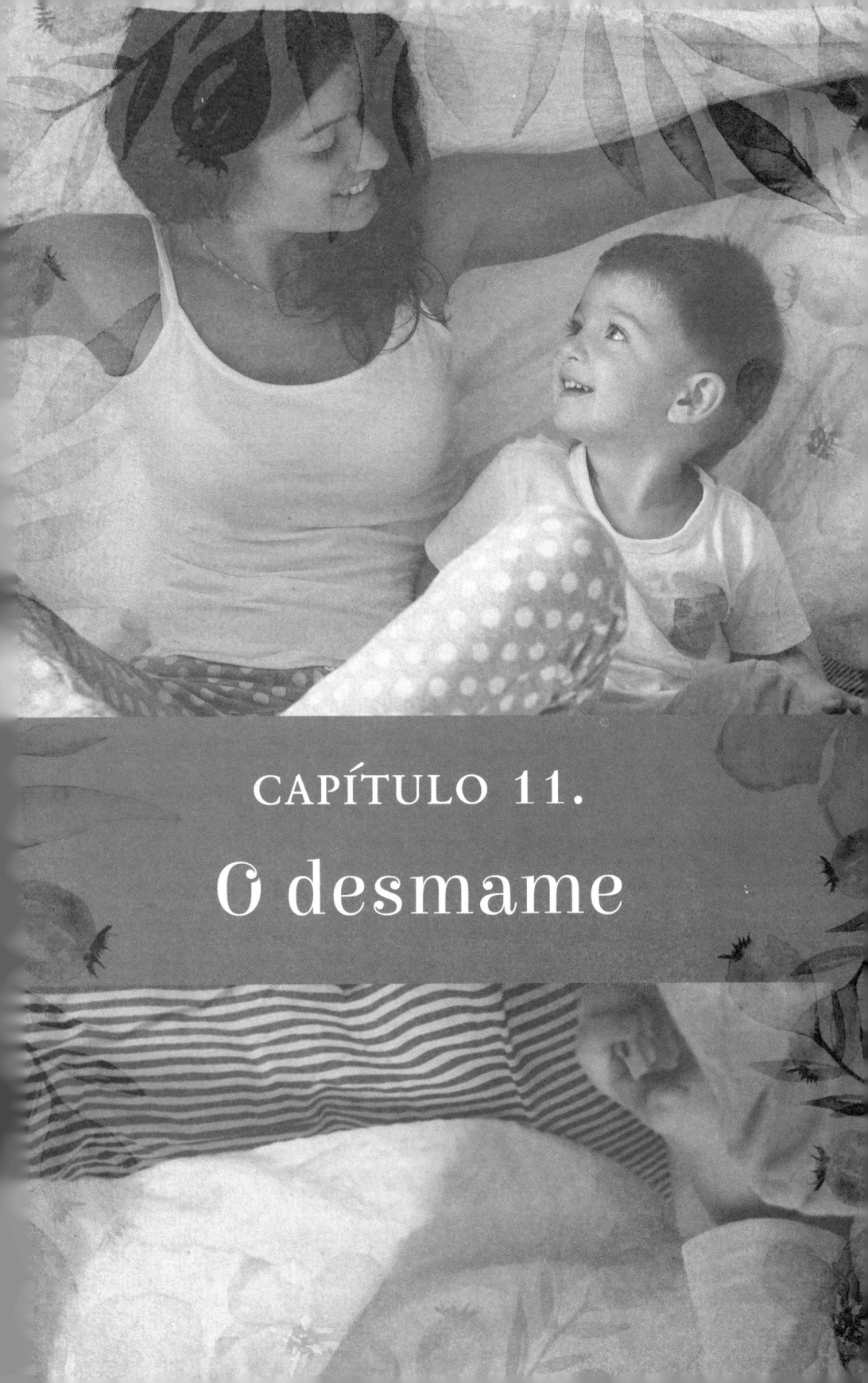

Agora que você já sabe tudo o que precisa fazer para ter uma amamentação bem-sucedida, é muito importante que você saiba também como finalizar esse processo.

Qual é o melhor momento e o jeito certo de parar de dar o peito para o bebê? Afinal, vocês criaram um vínculo tão forte que é preciso tomar cuidado nesse momento. Primeiro, é importante dizer que o desmame é um processo, e não um evento. É a transição de quando o bebê tem apenas o leite materno como alimento até o momento em que ele não mama mais no peito.

A introdução de alimentos sólidos é o início desse processo. E a última ingestão de leite materno é o fim. O desmame pode durar vários meses ou até anos.

De quem deve ser a decisão do desmame? A decisão é sempre da mãe. Mesmo que ela parta para o desmame natural, isso é uma escolha dela. Lembrando que é preciso observar se a criança está pronta. Se deixarmos para o bebê decidir, raramente isso acontece antes do primeiro ano de vida. Nesse caso, precisamos saber que a amamentação pode se prolongar um pouco mais. Mesmo que você decida fazer o desmame guiado, é preciso verificar se o bebê está pronto.

Tipos de desmame

DESMAME PRECOCE

Acontece antes do tempo recomendado. Existem bebês que desmamam com *vinte dias, um mês, três meses, seis meses, nove meses.*

São desmames precoces, pois o bebê precisaria mamar um pouco mais. Eles podem acontecer pelos seguintes motivos: falta de técnica e preparo, ou por doença da mãe ou do próprio bebê.

DESMAME ABRUPTO

É o desmame que a mãe decide, de um dia para o outro, que não vai mais dar o peito. Então, ela enfaixa, põe esparadrapo, passa coisas com gosto ruim no seio, como pimenta, e, de uma hora para outra, a criança não pode mais mamar no peito.

DESMAME NATURAL

É quando a criança decide o momento que quer parar de mamar. Pode parecer que não, mas isso realmente acontece. O bebê vai diminuindo naturalmente as mamadas. Começa a se desinteressar até que ficam apenas as mamadas da manhã e da noite.

De repente, ele levanta de manhã, vai fazer outra coisa e esquece de mamar. Num outro dia ele dorme sem mamar. E em outro dia pede, a mãe dá um pouquinho. Depois ele esquece por mais um tempo. As solicitações de mamada vão rareando. É um processo longo e só acontece quando o bebê está pronto. A mãe está disponível, segura e não dá ouvidos aos pitacos das pessoas.

DESMAME GUIADO GENTILMENTE

É um desmame programado. Inicia-se com o fim da livre demanda. A partir daí, a criança terá horários para as mamadas que serão tiradas pouco a pouco, de forma gradual e respeitosa. Acredito que se nos comportarmos como mamíferos que somos, sem dúvida alguma o processo de desmame natural é o que mais condiz.

Entendo que nem todas as mães estão estimuladas e dispostas a esse processo – que poderá levar tempo para acontecer. Nesse caso, penso que o lado da mãe precisa ser igualmente respeitado.

Sempre digo para as mães que a amamentação é boa quando é bom para os dois lados. Atendo mães que estão esgotadas e exaustas. Muitas delas dizem que toda vez que se aproximam do filho ele quer mamar, e isso muitas vezes começa a incomodá-las.

Para o desmame gradual é preciso uma capacidade de compreensão da criança. A partir de um ano e três meses, podem ser usadas algumas técnicas que facilitam muito o processo. Para conhecê-las, acesse o link: *www.sintoniademae.com.br/curso-de-desmame-livro*.

Não se deve confundir o desmame natural com a greve na amamentação. A greve na amamentação é quando a criança rejeita o peito por um tempo. Tem um início súbito. Acontece com o bebê com menos de um ano, ele representa estar satisfeito e recusa o peito. Em geral está associado a uma causa, como doença, dentição ou introdução do bico de mamadeira.

Esse tipo de situação é diferente do desmame natural e não costuma se prolongar por mais de dois ou quatro dias. Mesmo que a criança fique dois ou três dias sem mamar, ela pode voltar a mamar no peito, sem problemas.

Até um ano de vida, o bebê precisa mamar. Se o desmame acontece antes desse tempo, normalmente é por introdução de bicos, que faz a criança desistir do peito.

O fato é que toda criança vai desmamar quando estiver pronta e segura para o mundo que a espera, pois enquanto mama, consegue interiorizar o que mais tarde vai fazer dela uma criança segura e preparada, por conta do vínculo que se cria com a amamentação.

E ONDE FICA A MAMADEIRA?

Muitas pessoas me perguntam: "Quando meu bebê vai começar a mamar na mamadeira?"

A resposta bem objetiva é *nunca*. Veja bem, trocar peito por mamadeira não é desmame!

Ao contrário do que ouvimos por aí, o bebê não precisa de mamadeira. Depois do aleitamento exclusivo, tem início a introdução de líquidos e alimentos, respeitando-se sempre a vontade da criança.

Esses líquidos podem ser oferecidos em copos tradicionais, de transição, com canudo. Existem também os copos 360 graus, que gosto muito.

É muito importante evitar o uso da mamadeira mesmo depois dos seis meses. Inicialmente ela pode parecer muito prática, mas, além de todos os malefícios que já vimos, ela vai gerar a necessidade de um segundo desmame, que também pode dar trabalho.

Sinais de que o bebê está preparado para o desmame

– *Idade maior do que 1 ano*; antes disso nenhuma criança está preparada para o desmame.

– *Demonstrar segurança em relação à mãe.* A criança já consegue ficar com outras pessoas, se afastar da mãe sem chorar; já fica bem se vai na escolinha ou na creche; mostra ser segura se relacionando com outras pessoas da família.

– *Aceitar não ser amamentado em certas situações ou lugares.* Nós ensinamos para o bebê "aqui não é lugar", "agora não é hora". Vamos ensinando a hora certa de dar o peito, que na verdade é da mãe, não é da criança. Isso delimita um espaço de amamentação, o que facilita o desmame guiado. Para mamar, a criança precisa parar o que está fazendo. O seu filho vai escolher o que é mais importante para ele.

– *Demonstrar menos interesse pelas mamadas.* Brincar ou fazer outra atividade se torna mais importante do que perder o tempo com a mamada.

– *Deixar ser consolado de outra forma sem ser no peito.* Caiu, machucou, bateu e chorou, ele não precisa mais mamar para ser consolado. A criança aceita um beijinho, um carinho quando está preparado.

– *Adotar outros alimentos de maneira variada.* Se já tem um leque de alimentos que experimentou e gostou e se os alimentos que ele ingere já satisfazem suas necessidades nutricionais. No momento em que a criança já come de tudo, já está verdadeiramente adaptada à alimentação, fica mais fácil na parte nutricional.

– *Aceitar dormir algumas vezes sem mamar.* Se ele está com uma cuidadora ou se dorme na escolinha, ou se dorme com o pai, no carro. Algumas vezes dorme sem mamar, e isso é outro sinal de que está preparado.

Cada criança é de um jeito e vai apresentar esses sinais em um momento. É sempre importante observar o seu filho para garantir que você está dando esse passo de forma bem segura.

O diálogo é muito importante. A criança precisa saber que a mãe está do lado dela, e não contra ela. Mostrar que a fase de ficar no peito passou, mas que agora cresceu e tem outras necessidades.

É importante que o processo seja sem mentiras. Por exemplo, colocar um curativo no peito e dizer que o machucou. Assim, a criança vai se sentir culpada, achando que ela machucou a mãe e que aquilo que estava fazendo era errado.

Decidir que é o momento de desmamar e fazer uma viagem para a criança não ter como pedir, mentir que o leite acabou ou passar produtos com sabores ruins na mama. Nada disso é o melhor jeito, porque no fundo do coração a criança sabe que está sendo enganada.

> É importante lembrar que o desmame deve ser programado e não associado a fases de mudanças, como troca de casa, de cidade, ida para escola, separação dos pais, chegada de um irmão. O ideal é começar o desmame em um momento mais tranquilo, em que a criança esteja muito bem emocionalmente e, principalmente, saudável.

Por que eu quero desmamar?

Você agora deve avaliar as técnicas aqui apresentadas, ver o que serve para você e para a sua família. Programe o desmame, liste quais os métodos que quer usar e quando vai começar.

Siga com muito respeito e amorosidade. Se um método não deu certo ou ficou muito complicado, mude. Faça de outro jeito. Tenha sempre em mente o bem-estar do bebê.

Agora, sempre que você pensar em iniciar o desmame, faça essas perguntas para si mesma: *Por que eu quero desmamar? É porque eu quero mesmo? Ou porque as pessoas estão comentando? Eu ouvi falar alguma coisa? Qual a influência das demais pessoas nessa decisão?*

Normalmente, percebo que o desmame não é um desejo real da mãe. Se for o seu desejo verdadeiro, observe os sinais de que o bebê está pronto, faça os processos com muito respeito e tranquilidade. Mas é importante que seja uma decisão sua, um querer seu.

Mesmo para a mãe, o desmame não é fácil. Ainda que ela esteja muito cansada, quando realmente acaba, dá um vazio, porque o vínculo criado com a criança é muito forte.

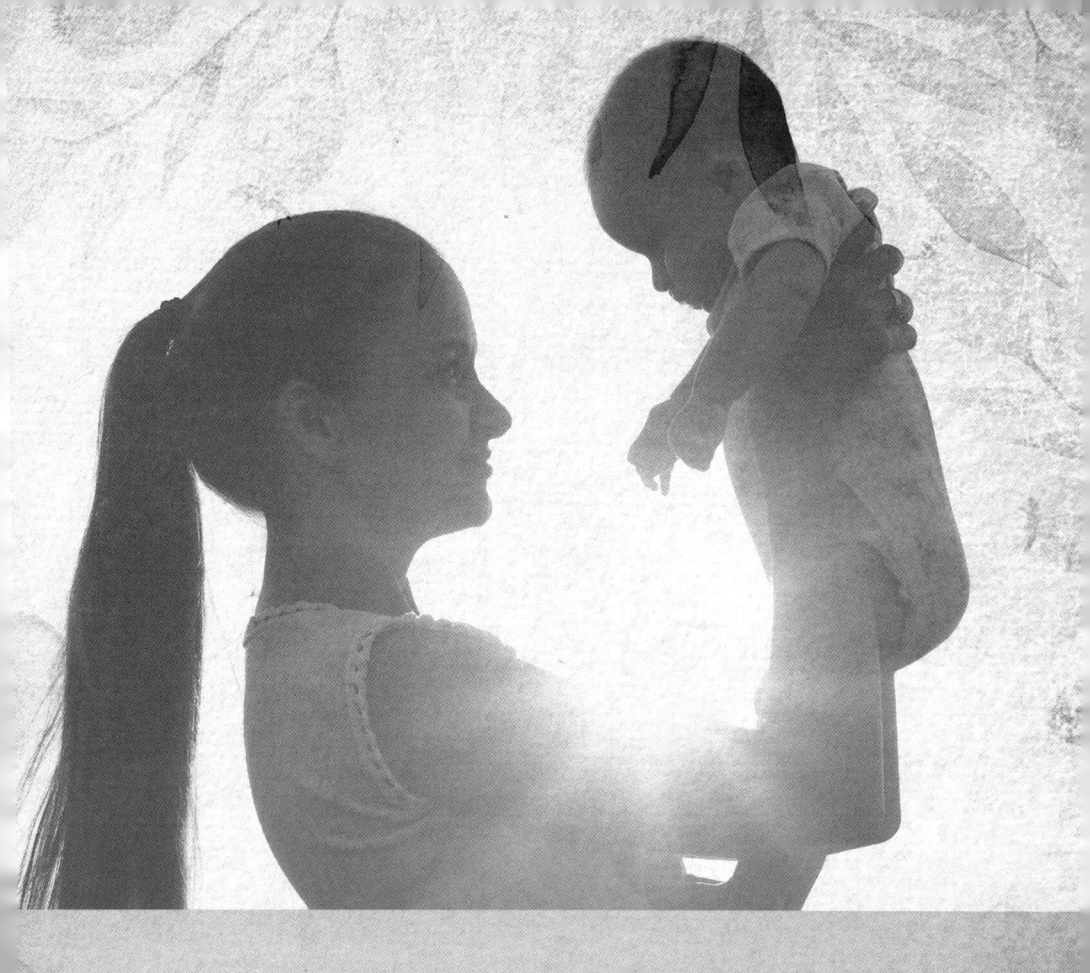

PARTE 3

Muito além da amamentação

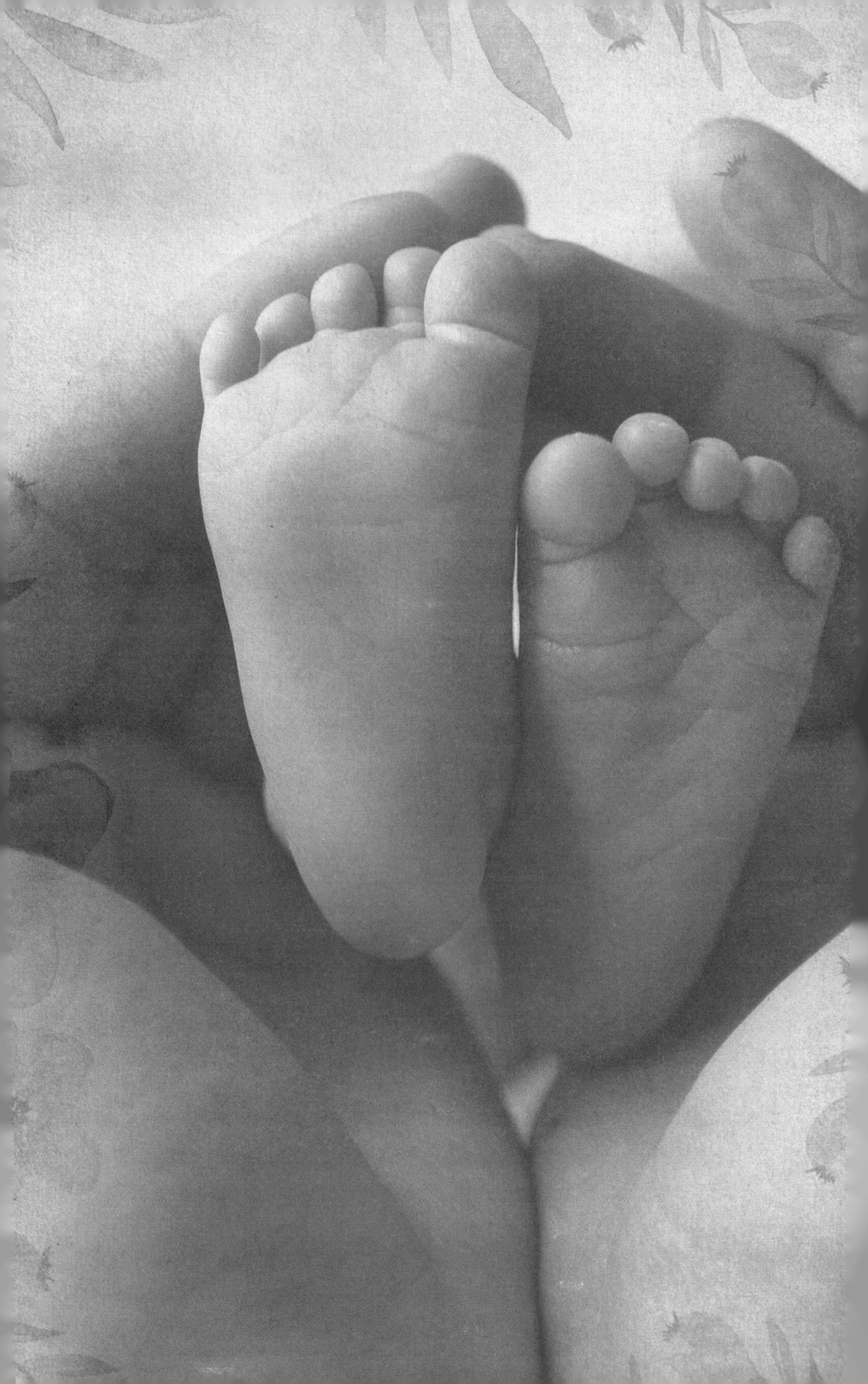

CAPÍTULO 12.
A sintonia

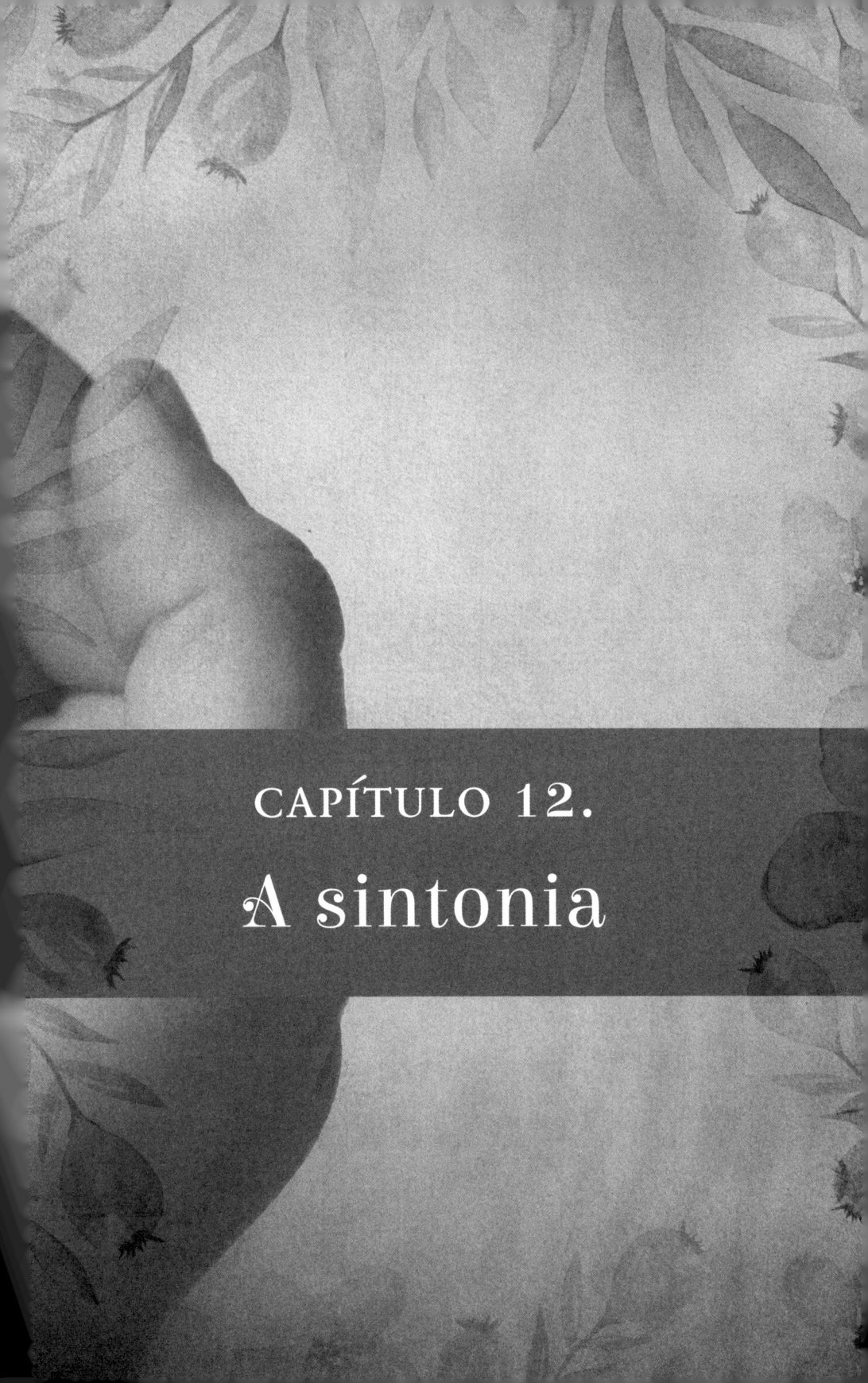

VAMOS FECHAR ESTE LIVRO COM CHAVE DE OURO neste capítulo. Vou mostrar para você o método *Cross Training*, que vai ajudá-la a entrar em conexão com o seu bebê.

Eu sei como a rotina com um bebê é cansativa, mas por meio dessa conexão, você vai descansar e recarregar as suas energias. Além disso, esse método vai auxiliá-la a entender o seu filho, porque você vai estar equilibrada, física, emocional, mental e espiritualmente.

Vamos relembrar o Triângulo da Alta Performance Materna?

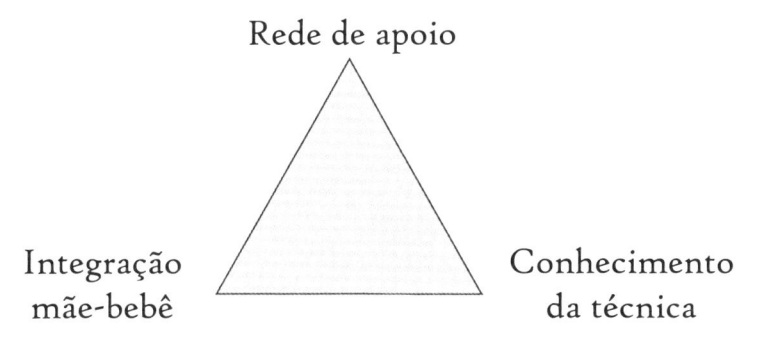

```
                 Rede de apoio
                      △
                     △ △
                    △   △
                   △     △
  Integração     △         △    Conhecimento
   mãe-bebê    △             △    da técnica
```

Na parte superior dele, temos a rede de apoio. Imagino que, se você chegou até aqui, já deve ter preparado sua rede de apoio e feito um plano de pós-parto. Se você ainda não fez isso, aproveite para fazer agora. Isso vai lhe trazer muita segurança, além de diminuir sua ansiedade. Você terá uma certeza incrível de que tudo vai dar certo.

Na outra ponta do Triângulo, está o conhecimento da técnica de amamentação, que foi apresentado para você na Parte 2 deste livro. Caso ainda tenha alguma dúvida, volte lá, faça uma revisão, dê mais uma olhada em tudo, para receber o seu bebê com muita confiança nesse sentido.

Agora nós vamos tratar da terceira ponta do Triângulo, que é integração entre mãe e bebê.

No entanto, preciso lhe dar um aviso: os ensinamentos que você vai encontrar neste capítulo só funcionam se forem colocados em prática. Então, tire um tempinho do seu dia para fazer seu Plano de Ação. Os exercícios são tão simples que, se você olhar para eles individualmente, terá a impressão de que não farão efeito nenhum.

Porém, quando você os aplica dentro do método *Cross Training*, percebe claramente a mudança na sua vida. A sua energia começa a mudar e você passa a se sentir muito mais disposta para tomar decisões, fazer o que precisa ser feito e acordar várias vezes à noite para amamentar. Você ficará muito mais leve, com aquela sensação de missão cumprida.

É isto que eu quero para você: que chegue aos seis meses do seu bebê em aleitamento materno exclusivo, e que você possa respirar aliviada.

Só que a amamentação não termina por aí – a não ser que vocês desejem. Você ainda deve continuar amamentando o seu bebê até quando ele ou você quiserem. Aproveite este capítulo e que você tenha ótimos resultados!

O que é a integração?

Em minha experiência, pude perceber que as mães que aplicam o método de integração que vou apresentar passam pelo pós-parto, que é um período de adaptação e transformação na vida da mulher, de uma forma muito mais tranquila, equilibrada e integrada.

Os benefícios do método aplicados nesta fase duram por toda a vida. Até a relação com a criança vai ser muito diferente se esse primeiro momento for bem vivido. Quando está com o coração em paz, a mãe se sente muito mais confiante de suas escolhas.

Para a criação deste método, eu me baseei nos conteúdos de Ken Wilber, Jim Loehr, Steven Covey e no método *X.Five*, de Magele Valdo Ribó Perea. Eu vou apresentar algumas ideias e você pode testá-las, colocá-las na sua rotina, de acordo com o que você acredita e com o que cabe na sua vida.

Antes de mais nada é preciso entender que a integralidade é estar em equilíbrio nas quatro esferas: física, emocional, mental e espiritual.

A integralidade mostra que a desconexão com o interior é também a desconexão com o exterior – ou seja, o que acontece externamente em nossa vida é um reflexo do que acontece dentro de nós.

Quando um bebê chora muito, tem muita cólica, não mama, devemos olhar para a mãe dele e nos perguntar como ela está. Porque tudo o que está dentro de nós vai ser refletido na vivência que teremos com nossos filhos.

Para um estudo mais profundo sobre esse assunto, recomendo a leitura do livro *A maternidade e o encontro com a própria sombra*, de Laura Gutman. Segundo a autora, a maternidade é um momento incrível para a mulher mergulhar em seu interior, e vale por anos de terapia.

O ser humano é um ser relacional, mas, com o passar dos anos, as relações foram muito abaladas. Antigamente nós convivíamos com vizinhos, parentes. Hoje em dia o relacionamento até com as pessoas a nossa volta vai ficando cada vez mais difícil, por conta das rotinas e da correria em que vivemos. O resultado é que não temos muita intimidade com as pessoas com quem convivemos.

Outro ponto é que, hoje em dia, a quantidade de informações que recebemos está além de nossa capacidade mental. É por isso que, se quisermos resolver as coisas daqui para a frente, teremos que entender como funciona o nosso cérebro.

Nós trabalhamos muito, não estamos mais integrados aos ritmos naturais da vida. Não vivemos mais como na época da agricultura, por exemplo, em que dormíamos e acordávamos seguindo os horários naturais do dia e da noite, e de acordo com as estações do ano.

Então, para acalmar a confusão em nossa mente, teremos que aprender a meditar. Não se trata de um luxo, mas de uma necessidade, para podermos resgatar a essência pura que existe dentro de nós e que foi tão bagunçada com esse ritmo de vida. Como aprendi com minha amiga Amanda Dreher, maior referência em meditação do Brasil: "Quem não medita não pertence ao mundo real".

E como podemos querer amamentar, que é um ato natural, de harmonia e conexão, se não estamos em harmonia conosco, com o ambiente em que vivemos nem com a nossa rotina?

Este é o momento de parar um pouco e pensar, rever nossos valores, reavaliar o que estamos fazendo com nossa vida e aonde vamos chegar com tanta correria. Nosso filho tem culpa da vida corrida que levamos? E como podemos mudar isso?

Sei que mudar às vezes parece impossível, principalmente quando se trata de uma carreira profissional da qual não queremos abdicar ou de um relacionamento do qual não queremos abrir mão.

Mas, daqui para a frente, não somos mais só nós. Temos outra pessoa que depende de nós, e o que vamos passar para ela? Pois o que mostrarmos da vida para nosso filho, logo em seus primeiros momentos, é o que ele vai tomar como referência.

Veja, por exemplo, a vida de uma gestante que muitas vezes trabalha até poucas horas antes de parir. E quando a mulher tem um bebê recém-nascido e, ao mesmo tempo, está com a casa cheia de visitas, recebendo todo mundo com um sorriso no rosto, linda, de cabelo escovado e unhas feitas?

Sem contar a pressão para voltar ao trabalho. Tudo isso pesa sobre a mãe e muitas vezes a deixa irritada, porque ela não consegue exercer o seu papel de mãe, que é dar aconchego para seu filho e dedicar tempo a ele. Como a mãe se sente nesse momento? E como pode se conectar com o filho?

O bebê vem programado para viver de acordo com os ritmos naturais. Podemos até tentar mudar isso com o tempo, mas no início é impossível. O bebê não entende que você tem hora para sair, para fazer as suas coisas, que seu tempo é limitado ou que você precisa dormir. Então, é hora de você fazer escolhas mais maduras se não quiser ver as suas crianças com tantos problemas que existem por aí, como hiperatividade, déficit de atenção e até mesmo depressão.

Este é o momento de pisar no freio e repensar algumas coisas, priorizar o que realmente tem valor e deixar de lado aquilo que agora não é mais importante para você. Sim, depois que você se torna mãe, suas prioridades mudam. Não tenha medo de abrir mão das coisas que não são mais importantes para você agora. Você mudou, se tornou outra pessoa.

E, mesmo que não queira abrir mão de nada, tudo bem, mas encontre uma forma de se adaptar a essa nova realidade sem brigar com ela, pois o seu bebê não tem culpa disso. Caso contrário, você pode acabar vivenciando um verdadeiro drama: o bebê solicitando e você sem poder satisfazer as necessidades dele. Assim, vem a culpa e tudo se embola no meio do caminho.

Que as decisões que você vier a tomar sejam conscientes e maduras. Não estou dizendo que você deve largar tudo para cuidar do bebê. Mas, se você achar que é o que deve fazer, pode também.

Minha sugestão é para que você faça o exercício mental de se imaginar em diversas situações para ver qual seu coração escolhe. Em que cenário seu coração bate mais forte? As respostas estão sempre dentro de você.

A conexão com a natureza nos leva à harmonia: nos gestos, nos pensamentos, em nossas células. A falta de harmonia nos leva à doença. Então, a essência de todos os outros problemas desencadeados em nosso organismo é a falta de harmonia.

É muito importante respirar um ar puro, pisar no chão... Nós passamos o tempo todo de sapato – desde a hora em que acordamos até a hora de ir dormir.

Sempre que houver uma oportunidade, conecte-se com a natureza. Quando estiver na correria, no sufoco, com o bebê chorando, lembre-se desses momentos e acredite que está tudo certo, que é uma situação passageira e que você conseguirá trabalhar tudo dentro desse equilíbrio. Sem desespero, sem ficar perdida.

Existem quatro formas de olhar para as coisas: para fora ou para dentro, de uma maneira ampla ou estreita.

No mundo atual, estamos olhando para fora e de maneira estreita. Agora é hora de mudar, de olhar para dentro e entrar em contato com os nossos sentimentos. Mesmo que não gostemos deles, mesmo que sejam sentimentos de irritação e raiva.

O que é que eu estou sentindo? Essa é a pergunta mais importante. Quando você estiver com o seu bebê, em uma situação que julga difícil, procure trazer à tona esse sentimento, jogar luz sobre ele. Estou com raiva porque estou com sono? Estou irritada porque não consegui me alimentar bem hoje?

Quando você começa a nomear os sentimentos, eles vão perdendo a força.

Todas nós precisamos entrar em contato com coisas que ampliam nossas perspectivas, que lembram o estado harmônico que talvez tenhamos perdido. Isso é a imersão na abordagem integral.

Eu convido você a fazer essa experiência para que esteja preparada para receber seu filho na vida. Passe um tempo olhando uma paisagem, uma flor, sentindo os cheiros, ouvindo os sons, absorvendo as cores.

Uma vez eu fiz uma viagem para uma praia bem deserta e, naquele momento, experimentei sensações incríveis que fazia muito tempo que eu não experimentava. O som do mar com um leve tilintar que eu nunca havia percebido. O barulho da folhagem ao vento. Eu fiquei encantada com tudo aquilo, foi uma verdadeira terapia e percebi o quanto vivemos desconectadas.

É muito importante a mãe estar em equilíbrio, centrada, porque é com base nessa primeira relação que o filho vai projetar todas as outras relações que vai ter na vida: profissionais, amorosas, de amizade – todas se basearão na primeira relação que ele teve com mãe.

O mundo só vai evoluir se mudarmos a forma de acolher nossas crianças. Eu acredito nisso e foi por isso que desenvolvi o *Sintonia de Mãe*.

Praticando a integração

Para começar, eu vou dar algumas dicas de como trabalhar cada área da sua vida. Partimos do ponto que, para você estar em equilíbrio, todas as áreas de sua vida precisam estar igualmente equilibradas.

Dessa forma, vamos dividir essas áreas em cinco eixos. Assim fica mais fácil para você saber quais delas requerem sua maior atenção neste momento.

Os cinco eixos são: o *Físico*, o *Conhecimento*, o *Emocional*, o *Relacional* e o *Transcendental*. Logo, explicarei cada um deles.

Em seguida, para facilitar a sua prática, apresentarei um esquema básico, que é o *Cross Training*, que possui esse nome porque cruza informações dos cinco eixos. Você vai trabalhar cada uma dessas áreas alternadamente, o que vai levar a um resultado de integralidade.

Se fizer esse treinamento seguindo o Plano de Ação que preparei – e que não vai ocupar tempo do seu dia, pois a maioria das ações eu procurei adaptar dentro de sua rotina –, em duas semanas, você já vai começar a ter ótimos resultados.

Algumas dessas atividades você até já faz, apenas terá um jeito diferente de realizá-las, e com mais consciência. Você vai perceber uma grande diferença na sua paciência, no seu humor, na recuperação de sua energia, que vai ser muito mais rápida.

Sugestões de práticas

Aqui vou apresentar sugestões para você trabalhar cada um dos cinco eixos.

EIXO FÍSICO

Esse eixo é dividido em 3 pilares básicos: *Movimento, Nutrição e Sono*. Vamos ver como é que uma recém-mamãe pode trabalhar cada um deles e se beneficiar.

Antes, preciso explicar que o Eixo Físico é responsável pela quantidade de energia, ou seja, o nosso combustível. Percebo em muitas mamães uma grande deficiência nesse eixo.

Muitas vezes nós nos concentramos em fazer de tudo para o bem-estar de nosso bebê e acabamos esquecendo de nós mesmas. Quero lhe mostrar que atitudes simples podem facilitar o seu ganho de energia, além de evitar o desperdício dela. E, olha, para cuidar de uma criança é preciso estar com o tanque cheio!

Pilar 1: Movimento

Quando falamos em trabalhar o físico, pensamos em nosso corpo, trabalhar os nossos músculos, melhorar nosso condicionamento, aliviar tensões musculares. Eu sei que você pode me perguntar: "Andressa, isso é impossível, jamais vou conseguir fazer exercício físico com essa rotina maluca!"

Não se preocupe! As práticas a seguir são bem simples, mas podem trazer um benefício muito grande para o equilíbrio do Eixo Físico. Veja algumas ideias:

– *Bolinha de tênis.* Você pode usar uma bolinha de tênis para fazer massagem na planta dos pés, rolando a bolinha sob a sola do seu pé, ou até mesmo nas costas, aliviando aquela tensão de segurar muitas vezes o bebê. Para isso, fique de costas contra uma parede, apoiando a bolinha entre as suas costas e a parede. Mexa-se para cima e para baixo, de um lado para o outro. Eu usava muito isso enquanto estava ninando meus bebês. Alivie suas tensões, cuide de seu corpo.

– *Dança materna.* Existem vários lugares que dispõem de grupos de dança para mães e seus bebês ou para gestantes. Esse é um jeito muito legal de colocar o seu corpo em movimento, porque, ao mesmo tempo em que você está se movimentando, interage com o seu filho. Se em sua cidade não encontrar grupos assim, pratique na sala de sua casa. Uma boa música e um *sling* podem proporcionar deliciosos momentos.

– *Passeio de carrinho*. Levar o bebê para passear é também uma ótima oportunidade para se movimentar. Inclua na rotina diária do seu bebê. Passear ao ar livre é muito saudável para os dois. Preste atenção em seus passos, ande rápido como se estivesse fazendo uma caminhada.

– *Banho reparador*. Com o banho acontece a mesma coisa que com as refeições: o tempo é curto. Mesmo assim, procure curtir esse instante que é só seu com a ajuda de alguém de sua rede de apoio, que pode cuidar do seu bebê enquanto você entra no chuveiro. Levar o carrinho com o bebê para o banheiro, só se não tiver outro jeito mesmo. Você precisa e merece esse tempo.

– *Respiração 3 x 3*. Com essa técnica de respiração, você respira contando até três e depois expira também contando até três. É uma respiração ritmada, altamente energizante. Tem o poder de devolver a sua energia na hora. Você pode treinar com uma sequência de cinco a dez respirações.

– *Postura fetal*. Minha professora de Yoga sempre diz que ficar 5 minutos nessa postura equivale a 5 horas de descanso. É possível que, logo no pós-parto, você não consiga. Mas, assim que estiver em condições, pratique. É muito reparadora, além de alongar regiões que acumulam tensões.

Postura fetal

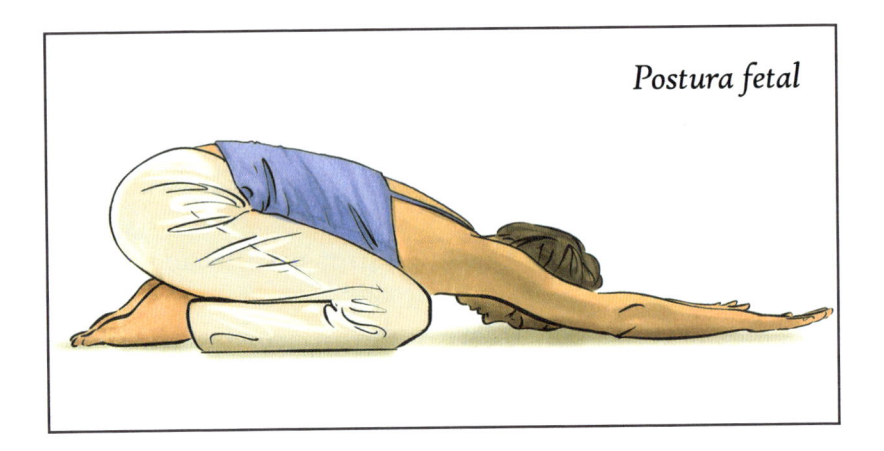

Pilar 2: Nutrição

– *Alimentação consciente*. É muito comum que a mamãe que acabou de ter um bebê mal consiga comer. Mas, mesmo que o tempo seja curto, é importante se esforçar para sentar-se à mesa durante as refeições e alimentar-se de forma consciente, mesmo que seu tempo seja curto.

Que tal prestar atenção no alimento que está ingerindo? Perceba o sabor, a textura, a sensação que ele traz ao paladar, se está quente ou frio. Só isso já faz uma grande diferença. Embora você ainda vá comer em um tempo reduzido, estará prestando atenção no que está ingerindo e mastigando bem.

Muitas mães dizem que, por várias vezes, quando anoitecia, se davam conta de que não tinham bebido água o dia todo. Inclusive isso também aconteceu comigo quando os meus filhos eram pequenos. Um dia, só percebi que estava com sede e fome, quando me atacou uma dor de cabeça fortíssima. É claro que isso diminui muito o nível de energia. Nosso corpo pede "socorro". E é incrível que, com pequenas práticas, é possível conseguir chegar ao final do dia bem melhor e menos cansada.

Se você está grávida, prepare algumas comidinhas extras e deixe congeladas, isso ajuda muito na hora do apuro. É fácil, dobre a quantidade que você já costuma fazer e separe uma porção para congelar. Programe sua alimentação, faça uma lista do que precisa e peça para alguém de sua rede de apoio providenciar para você. Quando não temos alimentos saudáveis à mão a chance de atacar alimentos industrializados é maior.

Pode ser que você precise de uma alimentação especial no período de amamentação, especialmente quando a criança apresenta muita cólica ou alguma alergia alimentar. Se esse for seu caso, não hesite em procurar ajuda de um nutricionista. Um cardápio simples, objetivo e prático pode facilitar sua vida.

Pilar 3: Sono

O sono é fundamental para a recuperação de nossa energia. A questão é: como ter boas noites de sono com um bebê que acorda a noite toda para mamar?

Nessa fase, sinto lhe dizer, mas o sono não fará parte de seu cardápio. Dormir uma noite inteira é praticamente um sonho impossível. Sabemos que a falta de sono vai prejudicar muito o Eixo Físico. E, para não criar um desequilíbrio, precisamos lançar mão de algumas artimanhas para que toda energia não vá para o ralo.

– *Durma sempre que o bebê dormir.* Nesse momento, para você, dormir é prioridade. É muito mais importante do que lavar a louça, por exemplo. Não perca essa oportunidade.

Outra coisa que ajuda muito é cochilar durante as mamadas. Como já disse anteriormente, esse é um sono reparador. Tome cuidado apenas com a segurança do bebê. Invista na posição deitada. Ao contrário da mamadeira, mamar no peito em posição deitada não gera otite no bebê, ok?

– *Crie rituais simples.* Essa prática é importante para o seu sono e de seu bebê. Estabeleça uma hora para dormir e apague as luzes da casa aos poucos, simulando um entardecer. Isso "engana" o cérebro e ajuda na produção de melatonina, hormônio do sono.

– *Faça a meditação para descansar 4 horas em 1 minuto.* Eu usei muito essa técnica quando os meus dois filhos eram pequenos, e dormir para mim era uma questão de luxo. E funciona! Ela me ajudou muito e pode ajudar você também. Acesse o áudio com a meditação em: *www.sintoniademae.com.br/livro*.

EIXO EMOCIONAL

Responsável pela qualidade de nossa energia, é através desse eixo que entramos em contato com o nosso sentir, com as nossas emoções, além de todas as sombras que vêm à tona na gestação e no pós-parto. Uma emoção não é boa e nem ruim, depende de como ela guia o seu comportamento. Algumas sugestões para você:

– *Transmutação das emoções*. Consiste em fazer com que tudo o que pareça ruim seja transformado em algo positivo. Afinal, todas as coisas têm um lado bom. Basta você olhar por outro ângulo.

– *Construção da rede de apoio*. É ela que vai lhe dar suporte emocional. Leia mais na parte inicial do livro.

– *Concentre-se no presente*. Passamos 43% de nosso dia pensando sobre o passado ou sobre o futuro. Concentre-se em suas emoções do presente e as aceite. Vivemos altos e baixos no mesmo dia, em um momento ou outro vamos nos desestabilizar, isso é normal, especialmente no pós-parto onde vivemos uma turbulência hormonal. Estar em equilíbrio não é deixar de passar por essas emoções, mas ter a capacidade de voltar ao controle rapidamente.

– *Outras perspectivas.* Procure ser menos defensiva em seu ponto de vista e mais curiosa e aberta a novas maneiras de ver as coisas. Fuja da vitimização. Sem "mimimi". Somos os únicos responsáveis por tudo o que acontece. Além disso, quando você se coloca no lugar do outro, as coisas ficam mais fáceis de serem resolvidas.

EIXO CONHECIMENTO

Esse eixo é o responsável pela concentração de nossa energia. Você sabia que 20% do que você produz gera 80% dos resultados? Este é o momento de você se concentrar apenas no que é realmente importante, como fala a Lei de Pareto ou Princípio dos 80/20.

Com todas as mudanças que estão ocorrendo em sua vida, você estará em um mundo novo e desconhecido. E todo o aprendizado que você conseguir sobre esta nova fase valerá muito, pois o conhecimento prévio nos dá mais segurança e encurta o nosso caminho.

Por isso, sugiro as seguintes ações práticas:

– *Faça um curso.* Adquira conhecimento sobre os cuidados com o bebê, a amamentação, o sono infantil e a alimentação. Dessa forma, você conseguirá filtrar informações e não ficará perdida, e muito menos se sentirá influenciada quando vierem os palpites.

– *Tenha uma agenda ou bloco de notas.* Anote nela a sua rotina, os seus compromissos e os seus desejos. O que você precisa comprar, as consultas médicas, as vacinas. Aqui entra também o seu plano pós-parto e seu plano de amamentação (acesse este link para baixar o Plano de Amamentação: *www.sintoniademae.com.br/livro*). Organizar isso vai tirar uma grande carga da sua mente.

– *Leia um livro.* De preferência, que seja uma leitura que não tenha a ver com maternidade, para mudar um pouco o seu foco. Pode ser que isso seja impossível nas primeiras semanas com o bebê em casa. Mas, aos poucos, a sua rotina vai se ajeitando e você já poderá se organizar para isso.

EIXO RELACIONAL

É a forma como disseminamos a nossa energia. Quanto mais saudáveis forem nossas relações com as pessoas com as quais convivemos, mais saudáveis seremos. Tudo começa quando aceitamos a nós mesmas. Você pode escolher entre essas sugestões para se manter sempre bem:

– *Cuidado para não se perder de si.* Procure manter a sua essência, apesar de ter se tornado mãe. Continue, mesmo que com uma frequência muito menor, fazendo coisas de que gosta de fazer. Sair para ir à manicure, por exemplo, pode ser uma tarefa impossível. Mas, se isso for realmente importante para você, organize-se e busque soluções para o que deseja fazer. Veja alguém que possa ficar com o seu bebê nesse período em que vai estar fora de casa ou chame uma profissional que atenda a domicílio.

– *Mãe x filha.* Quando nos tornamos mães, a relação com nossa mãe vem à tona. Mesmo que haja problemas entre vocês, aceitar, perdoar e horar nossa mãe faz parte do nosso crescimento e é importante para nos tornarmos "boas" mães. Antes mesmo de ser mãe, você é filha. E é preciso se colocar nesse papel, porque muitas vezes, na família, esses papéis estão invertidos ou não são bem trabalhados. É importante se sentir filha e perceber que existe uma hierarquia, para poder passar para a próxima etapa, que é ser mãe. Se a relação com a sua mãe não estiver boa, mesmo que de forma inconsciente, dificilmente você conseguirá ser mãe plenamente. É hora de agradecer a sua mãe por ela ter lhe dado a vida.

– *Procure sua tribo.* Dividir o que está sentindo com pessoas que estão passando pelo mesmo momento que você é muito recompensador. Esse apoio pode vir de grupos de mães presenciais ou on-line. Caso você não possa contar com a sua família perto de você, o apoio do grupo vai fazer toda a diferença. Pode lhe ajudar a se sentir incluída, já que muitas vezes nos sentimos muito sozinhas nessa fase, mesmo porque, sair de casa com um bebê novinho é bem difícil. Os grupos ampliam os nossos horizontes além das paredes de nossas casas. Procure um grupo que tenha a ver com você e com seus princípios. Não participe de muitos deles, isso pode lhe confundir e atrapalhar o seu objetivo. Escolha um ou dois de sua confiança.

EIXO TRANSCENDENTAL

É para onde direcionamos a nossa energia. Refere-se a tudo aquilo que ultrapassa a explicação da lógica e o formalismo da ciência. Trata-se da conexão de um conjunto de valores e com propósito que vai além dos nossos interesses. É atribuído ao conceito relativo a Deus (ou divino). Porém, esse eixo pode ser trabalhado independente de crença ou religião, conforme estas sugestões:

– *Conexão com algo maior.* Basta ter a consciência de que existe algo maior. Isso, por si só, já é trabalhar a parte espiritual e transcendental. E aí cada um vai trabalhar da maneira que se sente mais confortável, com uma prece, por exemplo.

– *Oração da mamãe*. Você pode fazer sempre que desejar a seguinte oração:

> Pai de amor,
> neste momento, sinto uma profunda gratidão por ter sido escolhida para ser mãe de ....
> Obrigada por ter aqui, em minhas mãos,
> um filho tão perfeito aos Vossos olhos.
> Desejo que todas as crianças do mundo tenham
> a oportunidade de sentir, pelo menos uma vez,
> esse amor que aflora do meu peito.
> Agora, unifico meus pensamentos com o amor de todas as mães, especialmente a Mãe Maria, para que esse amor seja enviado a todas as crianças que precisam dele.
> Peço-lhe sabedoria para que eu possa escolher, refletir, decidir e agir por meu filho, enquanto ele precisar de mim. Faça que eu seja exemplo de puro amor.
> Pai de Amor, eu entrego meu filho em Vossas mãos,
> na confiança de que tudo o que acontecer em sua
> vida é para crescimento de sua alma.
> Que assim seja.

– *Meditação*. Procure esvaziar a mente de todo e qualquer pensamento, contemplando e vivendo o momento presente. Escolha um lugar calmo, sente-se confortavelmente com as costas retas, fique em silêncio ou coloque uma música relaxante. Concentre-se na sua respiração, no ar que entra e sai, relaxe cada um dos seus músculos, perceba todo o seu corpo. A prática meditativa é uma forma muito poderosa de você silenciar sua mente, libertar-se dos pensamentos e sentimentos, desenvolver sua concentração, desacelerar e se conectar consigo mesma.

– *Contribuir com alguma causa.* Ajude a quem precisa, alguma ONG talvez, uma instituição que tenha uma iniciativa de que você gosta. É importante fazer algo por alguém ou por uma causa em que você acredite, isso também é trabalhar o lado espiritual. O simples fato de você doar as roupinhas que já não servem mais para o seu bebê vai lhe fazer muito bem.

– *Música.* Sons de boa qualidade podem nos equilibrar, curar e energizar. Escute e cante músicas ou mantras. Se você sabe tocar algum instrumento musical, aproveite. A intenção é elevar a sua frequência vibratória para você se sentir melhor, ficar mais calma e próxima de algo superior.

– *Conexão de Quatro Etapas.* Aprendi essa prática com o meu amigo Bruno Gimenes. Nela, já começamos agradecendo. Segundo ele, nós temos o hábito de rezar errado, pois já começamos pedindo. A Conexão de Quatro Etapas nos permite desenvolver a espiritualidade independente de religião. Para saber mais sobre ela, acesse: *luzdaserra.com.br/conexao-de-4-etapas.*

Cross Training

Agora eu vou apresentar para você o *Cross Training*, o treinamento cruzado. Pratique-o como se fosse um remédio diário. Para colher os resultados, vai ser preciso ter um pouquinho de persistência. Mas ele não vai exigir muito de você, porque montei esse treinamento pensando exatamente em você que é mãe. Por isso, ele é prático e gera efeitos positivos comprovados.

O *Cross Training* é uma forma bem prática e tranquila de conseguir o equilíbrio dos cinco eixos – físico, emocional, conhecimento, relacional e transcendental. Eu criei um Plano de Ação para você (pois nada adianta ter esse conhecimento e não aplicar), somente para auxiliar ou servir como exemplo, mas você poderá criar seu próprio plano de ação. Sugiro que você escolha as ações para os cinco eixos, reforçando os pontos que precisam de mais atenção.

Escolha o seu Plano (esse pré-pronto ou o que você criar) e pratique por 100 dias. Três meses são o suficiente par você criar um novo hábito em sua vida.

Dicas:

– Escolha ações para os cinco eixos.

– Tenha expectativas realistas.

- Você pode mudar de atividade mas não pode desistir da ação.

- Desafie-se: escolha pelo menos uma ação a qual você nunca tenha colocado em prática. Novidades e desafios são os melhores remédios para depressão, até mesmo no pós-parto.

- Escolha bem quem vai lhe apoiar.

- Registre seu plano no papel (ou *smartphome*). Ao final deste livro eu sugiro um quadro para você fazer esses registros.

- Definido o Plano, coloque-o em prática por 100 dias. Comemore a cada pequena conquista.

Você pode começar ainda na gravidez e deve mantê-lo pelo menos até seu filho completar três meses, momento em que você está mais ligada ao bebê, quando ele ainda está completando seu desenvolvimento fora da barriga. Mas acredito que você vai gostar tanto dele que vai continuar praticando.

O quadro a seguir mostra o Plano de ação pré-montado que eu criei com base nas necessidades das gestantes e recém-mamães. Você pode acrescentar tantas ações quanto julgar necessário, mas coloque apenas o que realmente é possível cumprir.

Eixos	Objetivos	Ações
1. FÍSICO	Manter a minha energia e a produção de leite materno em alta	– Alimentar-me de forma consciente. – Beber um copo de água antes de cada mamada. – Tirar, no mínimo um cochilo por dia, enquanto o bebê dorme. – Sair para passear com o bebê todos os dias pela manhã.
2. EMOCIONAL	Ter a confiança de que eu posso contar com outras pessoas para manter o meu equilíbrio	– Construir a minha Rede de Apoio.
3. CONHECIMENTO	Trazer segurança para eu conseguir amamentar sem sofrimento	– Fazer um Curso de Amamentação.
4. RELACIONAL	Trocar experiências	– Participar de um grupo com mães em quem eu confie (presencial ou on-line).
5. TRANSCENDENTAL	Conectar-me com algo maior para gerar um estado de paz	– Praticar a Oração da Mamãe todos os dias. – Fazer a Conexão de Quatro Etapas três vezes por semana.

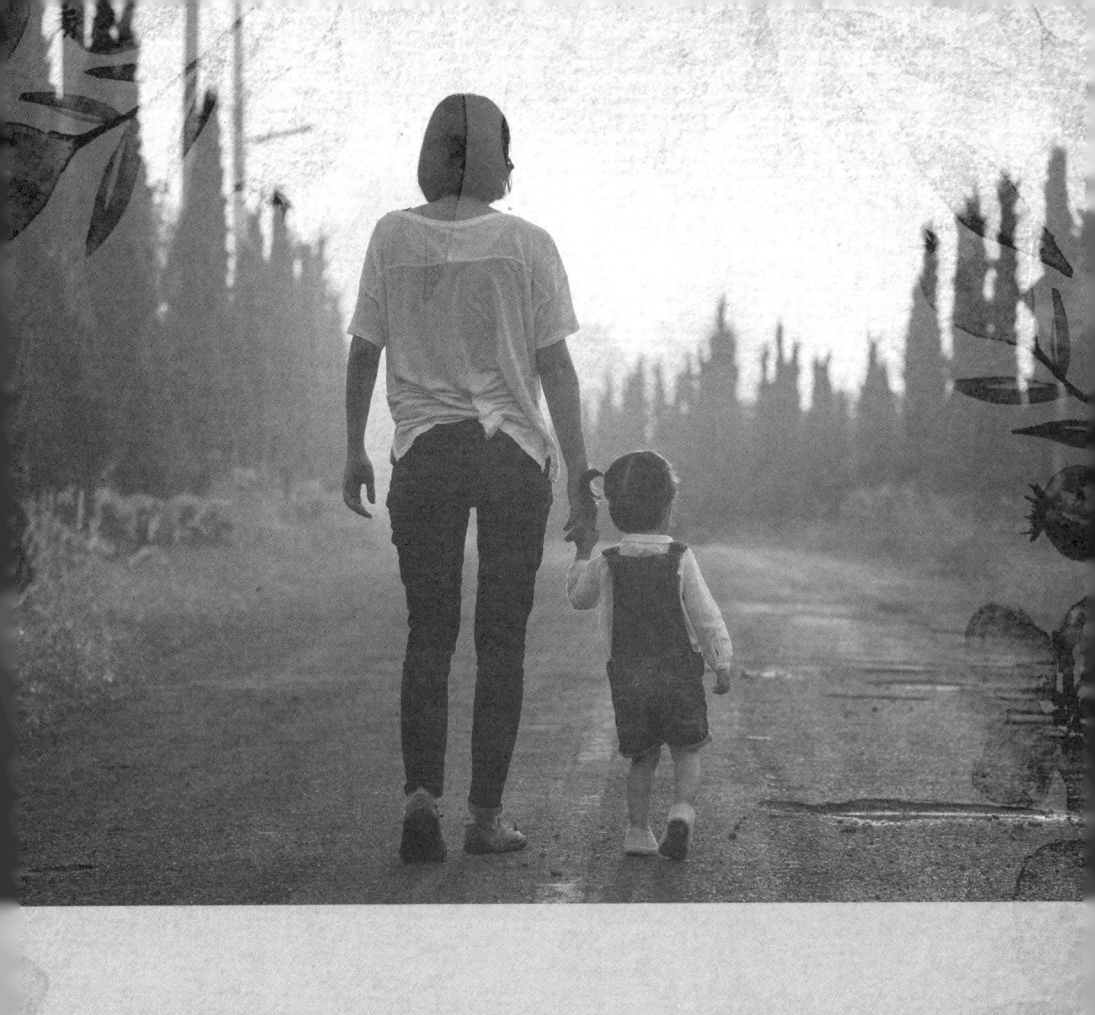

Considerações finais

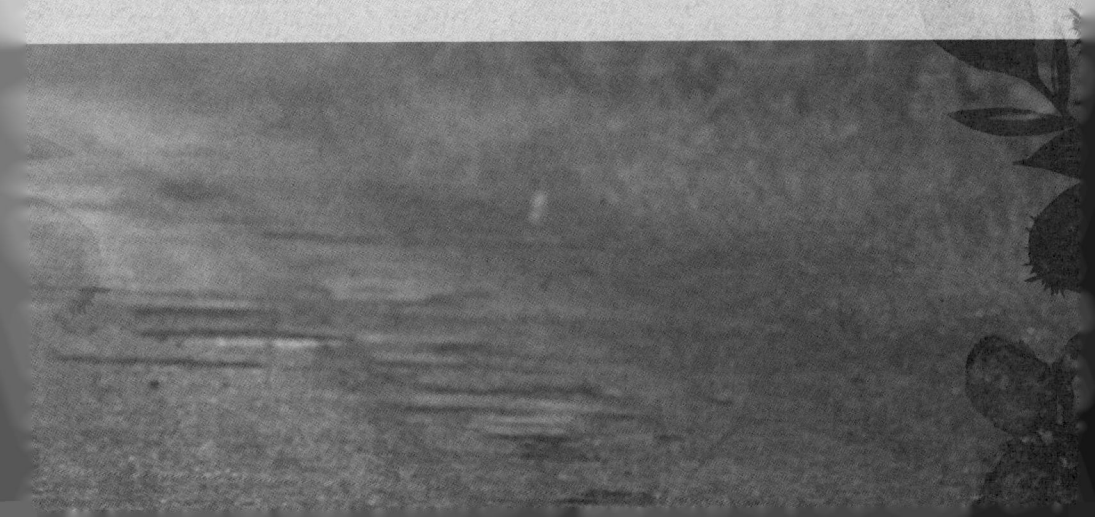

Estou muito feliz que você tenha chegado comigo ao final desta jornada. Agora eu tenho certeza de que você tem todo o conhecimento e as ferramentas necessárias para receber o seu bebê com tranquilidade, amamentá-lo e estabelecer com ele essa conexão única, a verdadeira *Sintonia de Mãe*.

No entanto, eu gostaria de lembrar que esse processo não se completa sem a prática. De nada adianta aprender todas as técnicas de amamentação na teoria e não aplicá-las.

Portanto, tenha este livro sempre perto de você e volte aos pontos mais importantes sempre que surgir alguma dúvida.

Acima de tudo, lembre-se de que você não está sozinha. Você já sabe da importância da rede de apoio e deve mesmo contar com ela. Não se esqueça que, dentro desta rede, estão os profissionais de saúde, como o obstetra, o pediatra, o fisioterapeuta e o fonoaudiólogo.

Se mesmo com todo esse conhecimento a amamentação ainda for difícil para você, peça ajuda. O que você não pode é desistir.

Eu agradeço a você por ter ficado comigo até aqui e desejo do fundo do meu coração que este livro gere uma verdadeira transformação em você, no seu bebê e no modo como vocês se relacionam.

Desejo que você e seu bebê tenham uma amamentação abençoada!

Transformação pessoal, crescimento contínuo, aprendizado com equilíbrio e consciência elevada.

Essas palavras fazem sentido para você?

Se você busca a sua evolução espiritual, acesse os nossos sites e redes sociais:

iniciados.com
www.luzdaserra.com.br
www.luzdaserraeditora.com.br

www.facebook.com/luzdaserraonline
www.facebook.com/editoraluzdaserra

www.instagram.com/luzdaserraeditora

www.youtube.com/Luzdaserra

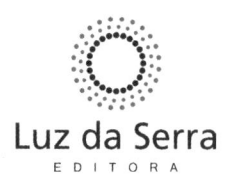

Luz da Serra
EDITORA

Avenida 15 de Novembro, 785 – Centro
Nova Petrópolis / RS – CEP 95150-000
Fone: (54) 3281-4399 / (54) 99113-7657
E-mail: editora@luzdaserra.com.br